生成 AI を超えろ！
これからの医療者のための AI 学術活用術

楠瀬賢也　野村章洋　著

HOW GENERATIVE
AI SUPPORTS
ABSTRACTS,
PRESENTATIONS,
AND ACADEMIC
PAPERS

南江堂

序 文

43歳の夏に幸運にも国立大学医学部の教授の任を拝することとなった私にとって，大きなターニングポイントとなったのは，米国クリーブランドクリニックでの研究生活である．異国の地での挑戦に不安もあったが，世界トップレベルの臨床研究者の方々から直接指導を受け，抄録作成・口頭発表・論文執筆といった研究の基礎から応用までを実践的に学べたことは，何物にも代えがたい経験となった．その過程で強く実感したのは，「学術のコツ」を深く理解することの重要性である．コツを確実に押さえることで迷いが減り，研究の進捗は著しく向上していった．

帰国後，この貴重な経験を後進に伝えたいと考えたが，適切な教材や参考書が見当たらず，徒弟制度のような形でしか伝えられないのではないかと，諦めにも似た気持ちを感じていた．そんな中で出会ったのが「生成AI」である．文章作成やデータ分析を効率的に行えるこのツールは，従来の仕事の速度を数倍に加速させ，もはやその存在なしには仕事を考えられないほどの可能性を秘めていた．しかし，学術領域で生成AIを効果的に活用するためには，やはり学術分野の基本的な「コツ」を理解していることが不可欠だと気づいた．そしてそのようなコツは，研究者それぞれの経験により得る部分が大きく，生成AIはまだまだ教えてくれない．そこで，学術のコツと生成AI活用法を組み合わせた書籍があれば，多くの医療従事者が学術分野での不安を減らし，より効率的に研究を進められるのではないかと考えるようになった．そのような折に，南江堂から声をかけていただき，本書の執筆が実現した．

生成AIは確かに画期的なツールであるが，その基盤となるデータや知識は，私たち人類が長年にわたって蓄積してきたものである．学術研究は新たな発見や創造を生み出す人間ならではの営みであり，それは生成AIの能力をも超えるものだと確信している．本書のタイトル「生成AIを超えろ！」には，生成AIに対する人間としての矜持と挑戦の意志を込めた．

この本が，読者の皆様にとって「学術のコツ」への理解を深め，生成AIを効果的に活用しながら，さらにそれを超える創造性を発揮するための一助となれば幸いである．私たちはまだまだ，AIに仕事を譲り渡すわけにはいかない．

2024年12月

楠瀬　賢也

はじめに

　いつからだろうか，自分の使用するウェブブラウザに文章生成 AI が常駐するようになったのは．他愛のない会話も，通常は聞きにくい質問も，専門家でも意見が分かれる難問も，丁寧に，そして詳細に回答を返してくれる．携帯電話がそうであったように，インターネットがそうであったように，今回は生成 AI が，いつのまにか私たちの生活のすべてを大きく変えようとしている．

　この「はじめに」の文章も，これからはすべてを自分で書くことはないかもしれない．だからこそ，「昔は自分の頭だけでも文章を書けたんだよ」ということを留めておくために，今回は自分の言葉のみで書き上げた序文を残しておきたい．私たちはもう生成 AI がなかった時代には戻れない．戻れないのであれば，少しでも生成 AI を自分の武器として磨き上げることに頭をシフトすることを，真剣に考えるタイミングに来ている．

　本書は，生成 AI の存在が当たり前の時代を迎えるにあたり，生成 AI がなかった時代にまがりなりにもアカデミック・ライティングの薫陶を受けた筆者らが，若干の私見を織り交ぜながら，そして今だからこそ残せる，最後の医学系抄録・発表・論文作成指南書である．本書は通読もよいが，読者のみなさんがそれぞれ現在取り組まれている研究内容にあわせて，必要な章をピックアップして細切れに読んでいただいてもよいと思う．本書が生成 AI を自分の武器として，文章作成業務に活用するきっかけとなるのであれば幸いである．

　あなたが生成 AI という新しい武器を身に着けた先には，あなただけでも，そして生成 AI だけでも辿り着けない世界が待っているでしょう．自ら辿り着いたその先で，新しい世界を存分に堪能してほしい．

2024 年 12 月

野村　章洋

目 次

第1章　生成 AI って何

1. AI とは ……………………………………………………………… 2
- AI とは何か，聞いてみた ………………………………………… 3

2. 生成 AI（generative AI）とは …………………………………… 5
- 生成 AI に聞いてみた …………………………………………… 5
- 自然言語処理とは ………………………………………………… 6

3. 生成 AI の特徴 ……………………………………………………… 8
- 生成 AI は医師の業務の何を解決するのか …………………… 9

4. 生成 AI を使うときの注意点 …………………………………… 11
- ハルシネーション ……………………………………………… 11
- オプトアウトを確認しておこう ……………………………… 12

5. 研究領域における生成 AI のルール …………………………… 13
- 医学系英文誌における AI 利用の規定 ………………………… 15
- Column　GPT は医師国家試験に合格できるか ………………… 17

第2章　コンセプトシートを使って研究計画を立てよう

1. コンセプトシート ………………………………………………… 20
- 論文作成の羅針盤を作成しよう ……………………………… 21
- 生成 AI 活用術 ─ コンセプトシートブラッシュアップ ……… 23

第3章　英語抄録作成に生成 AI を使ってみよう

1. 学会発表は研究者の第一歩 ……………………………………… 28
- 研究者よ，学会を目指せ ……………………………………… 29

2. 英語抄録を勧めるワケ ……………………………………………31
- 多くの学会が英語の抄録を求めている …………………………31
- 英語で得もするし，損もする …………………………………31
- とりあえず生成 AI に頼ればいいじゃないか …………………32

3. 海外学会は研究者のフェス ……………………………………33
- どうせなら海外に行こう ………………………………………33
- 世界の大御所があなたの発表を聞いてくれる …………………33
- コネクションも実力のうち ……………………………………34

4. 発表助成金を狙おう ………………………………………………35
- トラベルグラントを狙え ………………………………………35

5. 英語抄録の実際 ……………………………………………………36
- 英語抄録のお作法とは …………………………………………36

6. タイトル ……………………………………………………………38
- タイトルは抄録採択の明暗を分ける ……………………………38
- 生成 AI 活用術 ― タイトル案を考えてもらおう …………38
- 生成 AI は「盛る」…………………………………………………40
- タイトルのスタイル ……………………………………………40

7. 目的 (Objectives) ………………………………………………42
- 抄録は 4 つか 5 つのまとまりに分ける …………………………42
- Conclusions との関係を意識する ……………………………42

8. 背景 (Background) ………………………………………………45
- 背景に書くのは 4 つ ……………………………………………45
- 生成 AI 活用術 ― 4 行，60 words で書いてもらおう ………46

9. 背景 (Background)：生成 AI を最初から使う場合 …………48
- 生成 AI 活用術 ― オンラインの情報に合わせて文章を生成してもらおう …………………………………………………………48
- Coherence を意識せよ …………………………………………49

10. 方法 (Methods) …………………………………………………52
- 再現性を担保する 7 つの記載 …………………………………52
- 生成 AI 活用術 ― 6 行，100 words で書いてもらおう ………53

Column 健気な生成 AI ……………………………………………………55

11. 結果 (Results) ……………………………………………………56
- 結果は最も情報量多く，丁寧に …………………………………56
- 方法に書いてない項目を結果に記載しない ……………………57

■ 主要評価項目は解析方法も書く ································· 57
■ 生成 AI 活用術 ── 4〜8 行，150 words で書いてもらおう ······· 57

12. 結論（Conclusions） ···························· 60
■ Objectives を意識して書く ···························· 60
■ 生成 AI 活用術 ── 2 行，30 words で書いてもらおう ······· 61

13. 字数・単語数の調節と抄録の完成 ··············· 63
■ 一番字数を調整しやすいのは Background ··············· 63
■ 生成 AI 活用術 ── 字数の調整はまかせろ ··············· 63

14. 図表の要否 ································· 67
■ ずばり図表はあったほうがよい ···················· 67

15. 添削と推敲 ································· 68
■ 徹底的に見直し ······························ 68
■ 剽窃の可能性を確認 ···························· 68

第 4 章　英語口頭発表の準備に生成 AI を使う

1. 英語講演のハードル ······························· 70
■ ポスター作成と当日の発表は別物 ···················· 71

2. 英語講演と海外学会参加の準備 ··············· 73
■ 英語講演は日本にいるときに始まっている ··············· 73
■ 海外学会への参加は自己投資 ······················ 74

3. 渡航前の準備は早めに行う ··············· 75

4. 海外学会ではネットワーキングを楽しむ ··············· 76
■ コミュニケーションを積極的に ···················· 76

5. チェックシート ··············· 78

6. 英語講演のスライド作成の第一歩 ··············· 79
■ まずは形式から入る ···························· 80
■ スライドはあなたの味方であり，武器である ··············· 81
Column AI を活用した発表練習の新しい形：LoRA を使った方法 ······· 82

7. タイトルページ ··············· 83

8. 利益相反（COI） ··············· 84
■ 基準を確認して正直に記載 ························ 84
■ 生成 AI 活用術 ── 英語にしてもらおう ··············· 85

9. 背景（Background） ……………………………………88
- この研究がいかにすばらしいかを語る ……………………88
- 生成 AI 活用術 ― スライドに記載するテキストを作ってもらおう …89

10. 方法（Methods） ………………………………………92
- 再現性のある研究であることをわかりやすく提示 ……………92
- 生成 AI 活用術 ― 取捨選択してもらおう ……………………93

11. 結果（Results） …………………………………………96
- わかりやすいことが重要．視覚的に訴えよう ………………96
- 生成 AI 活用術 ― 使うべき図の種類も提案してもらおう …………97

12. 考察・結論（Discussion/Conclusions） ……………100
- 過去の研究と比較する ………………………………………100
- 研究結果のメカニズムや理由を説明する ……………………100
- 生成 AI 活用術 ― 研究の新規性や意義を再検討してもらおう………100

13. 読み原稿の重要性…………………………………………104
- プレゼンテーションには読み原稿を絶対に用意する …………104
- 生成 AI 活用術 ― 読み原稿はもちろん，質問と回答まで作ってもらおう ………………………………………………………104

14. 原稿作成と実践的な練習 …………………………………108
- AI の英語は難し過ぎる !? …………………………………108
- 声に出して練習しよう ………………………………………108
- 生成 AI 活用術 ― 自分にとって読みやすく，聴衆にとっても聞きやすい原稿を作ってもらおう ……………………………………109

15. 英語の聞き取り練習をいかにして行うか …………………112
- 海外発表が決まったら「英語耳」を作ろう …………………113
- Column 海外発表時の現地でのすごし方…………………………114

第5章　論文執筆に生成 AI を使いつくす

1. 論文の必要性 …………………………………………………116
- なぜわざわざ論文を書くのか ………………………………117
- 生成 AI を超えろ ……………………………………………117

2. 日本語論文も大事だが… ……………………………………119
- 英語論文作成に生成 AI 利用を躊躇しない ……………………120

3. 論文は学術界の名刺である ……………………………………………… 121
- 論文を書くと，学会場で話しかけられる ………………………… 122

4. 生成 AI があれば指導者はもう要らないのか ………………… 123
- 査読者も読者も人間 ………………………………………………… 124
- 生成 AI は指導者も使える ……………………………………… 124

5. その抄録は論文にできるのか …………………………………… 126
- その研究は真に重要か？　科学的か？ ……………………… 127
- 生成 AI 活用術 ― 論文化する際のハードルとは… ……… 127

6. 足りないものを探す …………………………………………………… 130
- 教授，准教授，生成 AI …………………………………………… 131
- 生成 AI 活用術 ― 無難すぎるコメントをもらわないために ……… 132

7. タイトルページは思い立ったその日に作る ………………… 137
- タイトルページはすぐ作る ………………………………………… 138
- タイトルはシンプルに ……………………………………………… 138
- 著者名はとりあえず自分と指導者だけでよい ……………… 139
- 生成 AI 活用術 ― 参考例を示して，タイトル案をいくつか出して
  もらおう ……………………………………………………………… 139

8. 論文の書き始めをどうするか …………………………………… 142
- 「結果のまとめ」が最初にして最重要 ……………………… 143

9. 美しい図を作成するヒント ……………………………………… 144
- 図表で論文の最も重要なメッセージを伝えろ ……………… 145
- 図は見た目が 9 割 …………………………………………………… 145
- 生成 AI 活用術 ― どのような図を作ればよいか相談する ………… 146

10. セントラルイラストレーション ………………………………… 151
- セントラルイラストレーションを作ってみよう ………………… 152

11. 表の作成は注意 ……………………………………………………… 154
- なにより大事なのは論文の信頼性 …………………………… 155

12. 指導者と相談するタイミング …………………………………… 156
- Point of no return の見極め ……………………………………… 157
- 図表ができたら指導者に相談 …………………………………… 157
- 生成 AI 活用術 ― 現時点までの原稿で意見をもらおう ………… 158

13. 背景（Background） ………………………………………………… 162
- 背景の出来により結果の意義がより明確になる …………… 163
- 生成 AI 活用術 ― 初稿原稿を作ってもらおう ……………… 164

■ 記述の責任は著者であるあなたにある ·················168

14. 方法（Methods） ·················170
■ Methods に個性は必要ない．型にはまろう ·················171
■ 生成 AI 活用術 — 統計手法を聞いてみる·················172

15. 結果（Results）·················176
■ Results のお作法とは ·················177
■ 生成 AI 活用術 — ぎこちない英文を修正してもらおう·················178

16. 考察（Discussion）その① ·················181
■ 「結果のサマリー」に生成 AI は使える ·················182
■ Limitations は過不足なく書く ·················182
■ Conclusions は自分の言葉で書こう·················183
■ 生成 AI 活用術 — Limitations を相談してみよう ·················183

17. 考察（Discussion）その② ·················187
■ 研究の新規性，価値，意義を伝える ·················188
■ 生成 AI 活用術 — 自分の研究の意義を聞いてみよう·················189

18. 引用文献 ·················193
■ 引用する文献は必ず読む：基本中の基本 ·················194
■ 引用文献管理ツールを使おう ·················194
■ AI を用いた主な論文検索ツール·················194

19. 論文の最後に書くべきポイント ·················196
■ Acknowledgement，著者の役割，資金の情報，COI ·················197
■ 記載例 ·················198

20. Figure の説明 ·················200
■ 生成 AI による医療画像の解釈にはまだ制限がある ·················201
■ データや結果の説明文は生成できる ·················201
■ 生成 AI 活用術 — 画像をアップロードして聞いてみる·················202

21. 音読のススメ ·················204
■ 必ず音読しよう ·················204

22. 英語校正サービスと剽窃チェック ·················205
■ 人が行う英語校正サービスの併用は文章の質を上げる ·················206
■ 生成 AI を利用したなら剽窃チェックは必須 ·················207

23. カバーレター·················208
■ カバーレターは最初のつかみ．核心を簡潔に ·················209
■ 生成 AI 活用術 — カバーレターが論文の運命を決めるのか·················210

24. 投稿誌の決め方 ··214
　　▨ 遠慮せずに「ワンチャレンジ」 ··215
25. リジェクトのときにどうするか ··217
　　▨ 「お祈りメール」は 2 種類ある ··217
　　▨ Editorial kick ··218
　　▨ 査読には回ったがリジェクト ··218
26. リバイスは大チャンス ··220
　　▨ リバイスは「掲載を検討しますよ」というメッセージ ········221
　　▨ 査読者のコメントを正確に理解しよう ····························222
27. トランスファーとは ··223
　　▨ 別の雑誌もいいかもしれない ··223
28. レスポンスレターは丁寧に ··225
　　▨ 返答を書く前にコメントをよく吟味 ······························226
　　▨ 査読者がレスポンスレターだけで採否がつけられるように ····226
　　▨ 査読者には丁寧な表現を ··228
　　▨ いざとなったら反論することもできる ····························228
29. アクセプト後のお話（オープン化など） ··················230
　　▨ アクセプトされたらみんなで喜ぼう ······························230
　　▨ 掲載費，オープンアクセス，著作権，APCs：論文は誰のものなのか
　　　 ··231
　　▨ ハゲタカジャーナルに気をつけろ ································232
　　▨ オープンアクセスにしたほうが論文は引用されるのか ········232
30. 論文のその先へ ··234
　　▨ 私たちの戦いはこれからだ！ ··235

本書について

本書では主に GPT-4（OpenAI）を利用しました．掲載した生成文は本書と同様のプロンプトを入力しても，同様の回答が得られるとは限りません．回答には生成 AI のモデルによりブレが生じます．

本書に掲載されているプロンプトは，南江堂ホームページ（以下 URL）にも英語・日本語ともに掲載されています．ぜひご活用ください．

URL　　https://www.nankodo.co.jp/pdf/9784524215232/prompt.pdf

登場人物

先輩医師−K
Great Perfect Teacher

先輩医師−N
Great Perfect Teacher

若手医師−M
生成 AI 初心者

若手医師−L
生成 AI 初心者

1章 生成AIって何

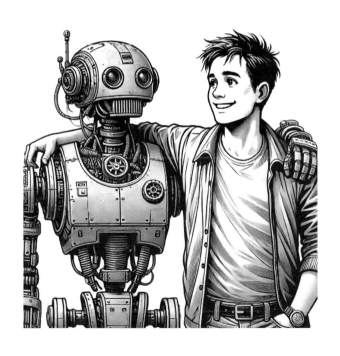

1　AIとは

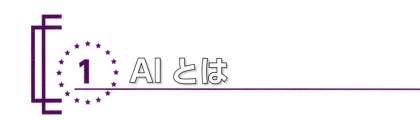

 先生，生成AIって何なんですか？

 お，どうした急に．

 いや，研修医2年目の後輩に，「生成AIはChatGPTとClaudeに課金していたんですけど，最近はPerplexity AIに乗り換えたんですよ．先輩は何使ってるんすか？」ってイキられたんです．

 それで？

 よくわかんなかったけど悔しかったんで「おれは専攻医だから全部課金ガチャしてコンプリートしてるぜ！」ってイキリ返したら変な顔をされました．

 だろうね．

 なので，先輩として生成AIについてはちゃんと勉強しようと思いまして．

 なるほど，動機は微妙だけど，そういった欲求と意思は今のところAIにはないので大事にしたほうがいいな．

何言っているかよくわかりませんが，とりあえず生成AIについて知っていることを洗いざらい教えてください．

 欲求が過ぎるよ．とりあえず生成AIに慣れる意味で，実際に生成AIを使いながら「AIとは何か？」，そして「生成AIとは何か？」を学んでいこう．

■ AIとは何か，聞いてみた

You
AI（artificial intelligence，人工知能）とは何ですか？　端的に教えてください．

生成AI
AI（人工知能）は，人間の知能を模倣し，学習，推論，問題解決などの複雑なタスクを自動で実行できるコンピューターシステムやソフトウェアのことを指します．AIはデータ分析，パターン認識，自然言語処理などを用いて，人間と同様またはそれ以上の効率でタスクを遂行することを目指します．

　AIの定義は諸説あるが，一般社団法人人工知能学会においては「大量の知識データに対して，高度な推論を的確に行うことを目指したものである」と定義されている（一般社団法人人工知能学会 定款［https://www.ai-gakkai.or.jp/about/about-us/jsai_teikan/]）．
　AIはこれまで3度のブームを経て，現在4度目のブームが来ているといわれている．現在の第4次AIブームは，ここ10年ほどの第3次AIブームの際に大きく進歩した機械学習とその一種である深層学習のアルゴリズムをさらに発展させた，"生成AI"が牽引している．ちなみに現在の生成AIは，深層学習の一分野という位置づけである（図1）．

1章　生成AIって何

3

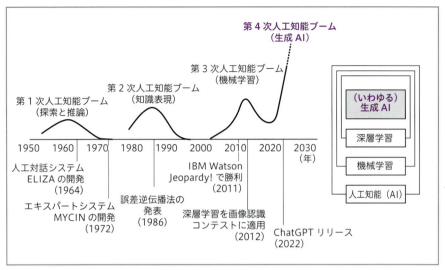

図1　AIブームの変遷と生成AIの位置づけ

［総務省．情報通信白書平成28年版，第2章：人工知能（AI）の現状と未来．https://www.soumu.go.jp/johotsusintokei/whitepaper/ja/h28/pdf/n4200000.pdf　より引用・一部改変］

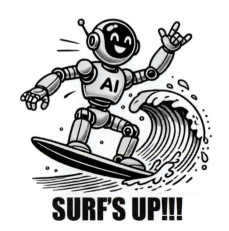

2 生成 AI (generative AI) とは

■ 生成 AI に聞いてみた

こちらも，生成 AI とは何か？ を生成 AI に聞くと，このような回答が返ってきた．

> **You**
> 生成 AI とは何ですか？　端的に教えてください．
>
> 💬 **生成 AI**
> 生成 AI は，新しいコンテンツやデータを自動で作り出す人工知能技術のことです．テキスト，画像，音楽，ビデオなど，既存の例や学習データをもとにして，オリジナルの作品や情報を生成します．この技術は，クリエイティブな作業のサポート，コンテンツの自動生成，デザインやアートの新しい形態を探求するために用いられます．

　生成 AI (generative AI) とは，機械学習（アルゴリズム）を用いることで，新たに画像や動画，文章，情報，音楽などを生成する人工知能の一種を指す．生成 (generation) は，予測 (prediction) や分類 (classification) に並び，AI が得意とする分野のひとつである．生成 AI 自体は長く研究が行われていたが，ここ数年で自然言語による入出力でもって生成 AI を利用できる Web サービスが多数出現したことで，その利用が爆発的に広まった．現在は対話型文章生成系 AI サービスの代名詞である ChatGPT のほか，画像生成 AI サービスの DALL・E，Midjourney，Stable Diffusion などが有名である．また，Web ブラウザの Bing に搭載されている Microsoft Copilot や，Google 検索に搭載された Gemini

生成 AI (generative AI)

- 機械学習（アルゴリズム）を用いることで，新たに画像，動画，文章，情報，音楽などを生成する人工知能の一種
- Web サービスから自然言語で入出力の処理ができるようになり爆発的に広まる

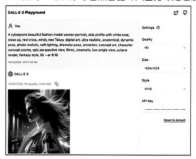
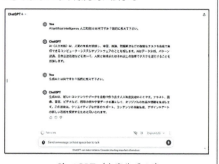

DALL・E3（画像生成 AI）
その他，Midjourney，Stable Diffusion など

ChatGPT（文章生成 AI）
その他，Claude，Microsoft Copilot，Gemini など

図 2　生成 AI の実例

なども生成 AI が使用されており，知らず知らずのうちに何らかの形で生成 AI に触れている人のほうが多いのではと思われる（図 2）．

■ 自然言語処理とは

　ここで，本書で取り上げる ChatGPT など生成 AI のエンジンとなる，自然言語処理について簡単に説明する．自然言語処理とは，<u>人間が扱う言語（自然言語）を対象として，その理解や生成を計算機に処理させる技術の総称</u>である．自然言語処理は，通常であればコンピュータに処理させるために必要なコンピュータ言語（JavaScript とか Python とか）を使わずとも，自然言語（日本語や英語）で指示を入力し，かつ結果も自然言語で出力ができることが大きな特徴である．自然言語処理技術の実装は，古くは 1960 年代に発表されたチャットボット ELIZA に始まり，2011 年に IBM Watson が米国のクイズ番組「Jeopardy!」で人間の歴代チャンピオンに勝利したエピソードが有名である．

　さて，このような自然言語処理により，実際にどうやって文章が生成されるのか，ごく単純化して解説する．自然言語処理における文章生成は，<u>あるテキストに続く言葉の生成確率を，言語モデル (language model) を用いて算出し，</u>

<u>最も確率の高い言葉を選択し出力する</u>，という作業を繰り返すことで行われる．

たとえば，文章生成AIの入力欄に「石川県の県庁所在地は」という日本語の文章を入力するとする．すると，この文章を単語に分割し，言語モデルに入れると，この一連の文章に続く単語の候補とその生成確率が次のように算出される．

"金沢市" 88％，"石川" 7％，"加賀藩" 3％，
"ひゃくまんごく" 1％，…

この場合，88％と一番生成確率が高い「金沢市」が選択され，「石川県の県庁所在地は金沢市」という文章が出力される．実際には精度を高めるためにこれ以外の様々な条件を組み合わせたうえで単語を出力しているが，基本的にはこのような文章の認識と生成確率の算出，出力を繰り返すことで次々と文章が生成される．

なお，この生成確率を算出する言語モデルのうち，ある文章に続く単語を当てる問題や，文章中で意図的に消した単語を当てる穴埋め問題を解かせる学習を大規模に行わせることで生成確率（＝言語モデル）を確立したものを「<u>大規模言語モデル（large language model：LLM）</u>」と呼び，現在の自然言語処理の中心を担う技術となっている．

1章 生成AIって何

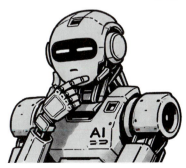

3 生成 AI の特徴

ちょっと GPT（Great Perfect Teacher）に聞いてみよう！

なるほど，生成 AI ってそういうものだったんですね．とりあえずガチャは関係ないことがわかってうれしいです！

私もうれしいよ．

でも，生成 AI を使用すると医療においてどんな利点があるんですか？

いい質問だね．生成 AI はまだ医療現場における十分な安全性と有効性の検証がされていないので，特に専門家の判断がないまま単独で診断や治療には使ってはいけないと OpenAI の規約に明記されているよ．なので，診療録（カルテ）や退院時サマリーの記載，診療情報提供書のやりとり，各種申請書の書類作成といった文章作成支援業務については，最後に医師あるいは医療従事者が確認することを前提に，その作成を補助して作成にかかる時間を大きく削減するツールとしては利用することが期待できるね．

すごいですね．退院時サマリーが瞬時に完成するのはたまらないですね．もはやカルテも書かなくてよいレベルって認識で OK？

「OK」って何だよ．君のカルテという良質なインプットがないとサマリーも生成されないよ．

確かに．ちなみに，生成 AI って使ってて危なくないんですか？

先ほど言ったように，生成 AI は必ずしも正しい情報を常に提供するとは限らない．特に診断や治療に関連する部分は，ともすれば患者さんの命にかかわる可能性があるので一般にはその利用が厳しく制限されている．なので，そういった使用のリスクが高いところではなく，生成 AI を利用する医療関係者が十分に正誤を判定でき，かつ患者さんへの直接のリスクがない，あるいはリスクが極めて小さい業務から徐々に浸透していくと思うよ．

わかりました．生成 AI ってすごいけど，危ない部分も知ってないと医療まわりでは安易には使えないですね．

そうだね．そういった注意点に気をつけながらも，うまく生成 AI を使っていくことをお勧めするよ．

ありがとうございます！　先生がお勧めってことは業務に該当するので，ぼくが使用する生成 AI の課金は先生が支払ってください！

……

■ 生成 AI は医師の業務の何を解決するのか

　自然言語処理については，現在のような文章生成 AI が登場する以前から，文章の校正や要約，他言語への翻訳作業，チャットボットとしての対話機能や質疑応答，そして感情分析などを行うツールとして活用されてきた．それが，ChatGPT をはじめとした現在の文章生成 AI の登場により，文章作成支援，アイディア出し，問題作成，プログラミング言語のコード作成，情報検索といった用途でも，実務で十分に使えるレベルの出力が得られるようになった．
　文章生成 AI の医療への応用も，このような文章生成 AI が得意とする用途と相性のよい業務を考えるとわかりやすい．具体的には，以下のような項目があ

げられる．

- 診療録（カルテ）記入時のリアルタイム作成支援・校正
- 他科コンサルテーション依頼書の作成支援・校正
- 入院時診療録や検査情報の要約による退院時サマリーの作成支援
- 診療録情報の要約による診療情報提供書の作成支援
- 主治医意見書の作成支援・校正と，完成に必要な追加問診・診察などの抽出と提示
- 難病申請に関する書類の作成支援・校正と，申請に必要な追加検査などの抽出と提示

このような文章作成業務は，これまでも支援を行ってきた医師事務作業補助者（メディカルクラーク）の方々とともに最後に医師あるいは医療従事者が確認することを前提として，生成 AI にその作成を補助してもらうことで，作成業務時間が大きく削減されることが期待できる．文章生成 AI は，このような「大事な業務だけれども，作成が大変」と思われているような文章作成業務を強力にアシストするところから，普及が進むことになるだろう．

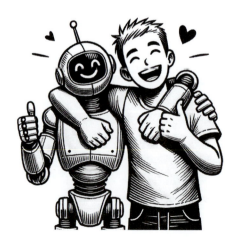

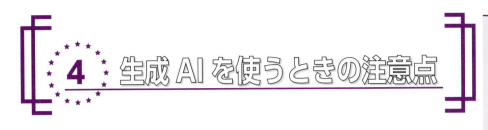

■ ハルシネーション

　前項で話した通り，自然言語処理を行う文章生成 AI は，ある文章に対して次につながる単語の生成確率の算出し，最も確率が高い単語を出力するという作業を繰り返して文章を生成しているだけで，それ以上でもそれ以下でもない．そのため，生成 AI の学習内容，生成 AI に入力した文章，あるいは偶然によっても，正確ではない回答を出力してしまう可能性がある．また，このような生成 AI からの回答は，正解を知っていないと騙されてしまうほどもっともらしく，そして堂々と出力してくることがある．これを「ハルシネーション」と呼び，専門家でも真偽を判断することが難しい場面が少なくない．そのため，医療，特に診断や治療に関連する部分については，ともすれば患者さんの命にかかわる可能性があるので，なおさら使用には慎重になる必要がある．現時点で生成 AI は，そういった医療上のリスクが高いところではなく，患者さんへの直接のリスクがない，あるいはリスクが極めて小さい業務，かつ医師あるいは医療関係者が十分に出力の正誤を判定できる業務から使用することが望ましいと考えられる．

　そのような中でも，海外ではハルシネーションを含む生成 AI の問題点やリスクをうまくコントロールすることで，むしろ医療現場での利用に特化した生成 AI の研究開発が進められている．たとえば，米国では患者個人情報保護規制（HIPAA）に準拠したカルテの記入・医療文書作成支援を行ってくれる Doximity GPT（Doximity 社）や，現病歴を入力するだけで鑑別診断や必要な追加検査項目を提示してくれる Glass AI（Glass Health 社）などの開発が進められている．日本でも 2024 年 3 月には日本電気株式会社（NEC）が生成 AI を搭載した電子カルテシステムの販売を開始したほか，文章生成 AI を活用した医療サービスが様々に開発され，医療現場への実装を進めている．現在では当然のように社会基盤（インフラ）の一部となったインターネットの黎明期がそうだっ

— 11 —

たように，私達はこのような生成 AI ブームに無理に逆らうことなく，文章生成 AI を正しく理解し，新たな業務上のパートナーとして受け入れ最大限に活用することによって，医療の未来をさらによりよいものとしていくことが求められている．

■ オプトアウトを確認しておこう

「3. 生成 AI の特徴」の項で示したように，研究分野においても文章生成 AI の得意分野との相性がよさそうな業務に応用することで，その恩恵に預かることが期待できる．しかしながら，研究に文章生成 AI を用いる際，何よりもまず「生成 AI に入力する情報が未公開・未発表のデータである」ことに注意する必要がある．この点に関係して，「オプトアウト」について理解することが必要である．

Web サービスを介して文章生成 AI に入力した内容は，そのサービスを提供する企業に保管され，生成 AI のさらなる学習と改良を目的に用いられる場合がある．そのため，未公開・未発表の研究データを入力してしまうと，はからずも情報漏洩につながる可能性が指摘されている．有料で提供される文章生成 AI サービスの，API（application programming interface；Web アプリ，サービスどうしがデータや機能をやり取りするための仕組み）連携を介した生成 AI サービスについては，自動的にこのような入力データを AI の学習に用いないと明記されているものもある．また最近はこのような情報の管理に対して厳しい目が向けられるようになり，利用者側が何もしなくても勝手に入力内容が学習データとして吸い取られているということが少なくなってきた．しかし，学習に使用しないとはいえ，**一定期間はその入力データがそのまま Web サービス企業側のサーバーに保存されていることがある**ことに気をつける必要がある．このあたりは特に Web サービスで生成 AI を使用する場合，このようなプライバシーの条項に目を通したうえで，必要に応じて「オプトアウト（opt-out）」すなわち**入力データを AI の学習に用いないようにすること**を，**利用者側が自らサービス事業者に申請する必要性**についてあらかじめ確認しておこう．

5 研究領域における生成AIのルール

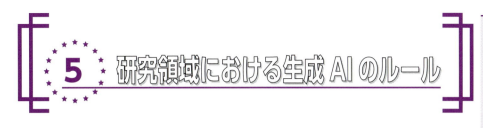

 先生のおかげで生成AIのことが少しわかってきました．マジで感謝です．

 それはどうも．

 今までは医療全般の話でしたけど，ぼくは今年から大学院生なので，こういった生成AIを研究にも使えないかも知りたいです．

 なるほど，研究といっても様々だけど，「3．生成AIの特徴」で話したような文章生成AIの得意分野との相性がよさそうな研究業務に応用することから始めてみようか．

 といいますと？

 たとえば，英文校正はわかりやすいんじゃないかな．とりあえず英文を書いてみて，それを文章生成AIを使って手直ししてもらうだけでなく，なぜ修正されたのかも含めて教えてくれるよ．

 すごいですね，英文校正サービスまんまじゃないですか．

生成AIの使用に慣れてきたら，研究テーマの探索や臨床的疑問のアイディア出しの壁打ち相手として使うこともいいかな．なんとなくやりたい研究分野は決まっているけど具体的に何をしたらいいかわからないときは，いくつかのアイディアを様々な視点から出してもらって検討したりね．ただし，最後に取り組む研究テーマを決定するのはもちろん君自身と指導医であることはお忘れなく．

いやぁ…　もう文章生成AIがぼくの研究指導医でもいいですか？

ハルシネーションあるけどいいの？

今の指導医の話のほうがもっと信憑性がないっす．

……

　さてここからは，オプトアウトを含め，適切に研究データが管理できている環境で文章生成AIが使用されていることを前提に，医学系の研究について説明する．医学系の研究は，通常次のようなステップを踏むことが多い．

1. 研究の構想とデザイン
2. 研究の実施と解析
3. 研究結果のまとめ（抄録の作成と学会への投稿）
4. 研究内容の口頭でのプレゼンテーション
5. 研究内容の論文化

　ここでも，「3. 生成AIの特徴」の項で示した文章生成AIの得意分野との相性を考えると，「2. 研究の実施と解析」以外はすべてのステップで生成AIの活用が期待できる．特に「1. 研究の構想とデザイン」については，様々なアイディアを多角的な視点で出力してくれるので，まるで研究室で様々な分野の先生方と議論するかのように，生成AIで擬似的にそのようなdiscussionを再現することが可能である．しかし，この生成AIの出力も，本書の読者のみなさんが何のテーマについて議論して欲しいか？　を入力してはじめて成り立つ．文

章生成AIがあたりまえのように使える時代の医学研究においては，このようにみなさん自身が文章生成AIに入力するはじめの問い，つまり臨床的疑問を持つ，あるいは学術的な"問い"を見つける，という能力をいかに養い磨くかがより大事になってくるであろう．

　ちなみに研究の解析分野についても生成AIの利用は進んでいるが，研究の実施ではじめて得られる実験結果も生成AIがそれっぽく出力できてしまうという捏造につながる問題をはらんでいるため，本書のスコープからは外している．

　「3．研究結果のまとめ」について，英語抄録の作成に生成AIを活用する方法は第3章で詳しく説明する．さらに「4．研究内容の口頭でのプレゼンテーション」での生成AIの活用は第4章で，「5．研究内容の論文化」の英語論文作成に関する生成AIの利用は第5章で順次解説する．

■ 医学系英文誌におけるAI利用の規定

　現在主な英文誌におけるAI利用の規定とその条件を表1に示す．各誌の投稿規定の詳細を見ると，AIを利用した場合の開示はもちろんであるが，利用が認められているAIは多くの場合，文章生成AIのみであり，図や表の作成にAIを用いることは認められていない．逆にいえば，文章作成には堂々と生成AIを用いればよく，英語の障壁を乗り越えるため，論文執筆の高速化のため生成AIを積極的に使うのが望ましい．

　ただし，いうまでもなく，今後こうした規定は時代とともにどんどん変更されるので，投稿前，また投稿時に確認しておこう．

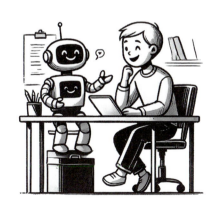

表1　主な英文誌における AI 利用の規定の有無とその条件

雑誌名	規定の有無	利用の可否	利用制限	開示内容	開示欄
Cell	あり	部分的に可	原稿の執筆過程においてのみ可. 著者・共著者として認められない. AI 技術を使用した画像の作成は認められない（例外あり）.	• AI 技術の使用 • AI 技術の使用理由 • 使用した AI 技術の名前と使用したサービスについて ※ただし, 文法やスペル, 参考文献などをチェックするための基本的なツールは含まれない. ※例外として, AI または AI 支援ツールの使用が研究デザインや手法の一部である場合（たとえば, 生物医学イメージング分野）は認められ, モデルやツールの名称, バージョン番号, 拡張番号, 製造業者を含め, 再現可能な方法でその使用を方法セクションに記述する.	投稿論文の末尾, "declaration of interests" のセクションの後に新しいセクションを設け, 記載する.
Science	あり	部分的に可	研究または原稿の執筆や発表の補助として使用可. 著者・共著者として認められない. 現時点では AI が生成した画像やマルチメディアが原則, 認められない（例外あり）.	• 論文作成に使用したすべてのプロンプト • 使用した AI 技術とそのバージョン	カバーレターおよび Acknowledgement 詳細な情報は Methods に記述する.
The LANCET	あり	部分的に可	原稿の執筆過程においてのみ可.	• AI 技術の使用について • 研究の一部や総説の作成に AI 技術を用いた場合は使用したツール, バージョンと使用方法	投稿論文末尾の Acknowledgement 研究の一部や総説の作成に AI 技術を使用した場合は使用方法を Methods に記述する.
The New England Journal of Medicine	あり	可	著者として認められない.	• 使用した AI 技術 • 作成したコンテンツの説明 ※ AI が生成した資料を一次資料として引用することは認められない.	カバーレターおよび投稿論文内に記述する.
JAMA	あり	可	著者として認められない	• 作成または編集したコンテンツの説明 • 言語モデルまたは用いた技術の名称, バージョン番号, 内線番号, 製造元 ※ただし, 文法やスペル, 参考文献などをチェックするための基本的なツールは含まれない.	Acknowledgement または研究方法の一部である場合は Methods
The BMJ	あり	可	著者として認められない	• 使用した AI 技術 • AI 技術を使用した理由 • AI 技術の使用方法	contributor または研究の過程で使用した場合は Methods
Cancer Cell	あり	部分的に可	原稿の執筆過程においてのみ可. 著者・共著者として認められない. AI 技術を使用した画像の作成は認められない（例外あり）.	• AI 技術の使用 • AI 技術の使用理由 • 使用した AI 技術の名前と使用したサービスについて ※ただし, 文法やスペル, 参考文献などをチェックするための基本的なツールは含まれない. ※例外として, AI または AI 支援ツールの使用が研究デザインや手法の一部である場合（たとえば, 生物医学イメージング分野）は認められ, モデルやツールの名称, バージョン番号, 拡張番号, 製造業者を含め, 再現可能な方法でその使用を方法セクションに記述する.	投稿論文の末尾, "declaration of interests" のセクションの後に新しいセクションを設け, 記載する.
Journal of the American College of Cardiology	あり	可	記載なし	• AI 技術の使用の有無 • AI 技術の使用方法	カバーレターおよび Acknowledgement
European Heart Journal	あり	可	著者として認められない.	• AI 技術の使用方法（コンテンツや画像の生成, コードの記述, データ処理, 翻訳など）	カバーレターおよび Acknowledgement
Circulation Journal	あり	部分的に可	原稿の執筆過程においてのみ可. 論文執筆以外の目的や図表に作成での使用は認められない.	• AI 技術の使用方法	オンライン投稿システムおよび Acknowledgement
Journal of Cardiology	あり	部分的に可	原稿の執筆過程においてのみ可. 著者として認められない.	• AI 技術の使用理由 • 使用したツール名と内容 ※ただし, 文法やスペル, 参考文献などをチェックするための基本的なツールは含まれない.	参考文献のリストの前に, 「Declaration of Generative AI and AI-assisted technologies in the writing process」と題された新しいセクションを設ける

Column

GPTは医師国家試験に合格できるか

　生成AIは，特定の業務に対する追加学習を行わなくても，様々な専門分野に関連した質問に対してもある程度の精度で適切な出力を行うことから，人間の知的労働者と遜色ない能力をすでに有しているかどうかについての研究が多数発表されている．ここでは文章生成AIと人間の医師との性能評価比較を題材に，実際の医師国家試験をベンチマークデータセットとして性能を評価した研究を紹介する．

　このような医師国家試験を対象とした文章生成AI（GPT）の評価は，Kungらが生成AIを用いて米国医師国家試験（Step1，Step2CK，Step3）の問題を解かせた研究に遡る．この研究では，2022年に行われた実際のUSMLE試験問題のうち，当時のChatGPT（GPT-3.5）では入力できなかった問題を除いた350問題を対象に，ChatGPTの正答率を検討した．結果，ChatGPTはStep1では人間の合格ラインに遠く及ばなかったものの，Step2CKとStep3については一部合格ラインを超える，あるいはそれに迫る性能をみせ，世間を驚かせた．

　私たちの研究室（金沢大学循環器内科）も，GPTの医療応用の可能性を探る一環として，ChatGPT（GPT-3.5ならびにGPT-4）を用いて日本の医師国家試験の問題を解かせて，その解答理由も含めてどれほど正確な出力を得られるかを検討した．結果，研究当時最新であった2023年施行の第117回医師国家試験のうち画像問題を除いた262問を対象として正答率を算出したところ，正答率は必修問題で82.7%（合格ライン80%），一般・総合問題で78.3%（合格ライン74.6%）であり，いずれも合格ラインを超える性能を示した（表2）．また，解答にいたる医学的な解説も同時に出力したが，正答が導かれた問題すべてについてその解説内容も妥当なものであった．しかし，誤答を出力した56問について個別に検討を行ったところ，不十分あるいは誤った医学知識，日本独自の医療制度・法制度，そして計算問題に関連した誤答が大半を占めることがわかった．加えて，誤った解答の中にはいわゆる「禁忌」に該当する出力も見られた点が問題であった．

表2　GPTによる第117回医師国家試験の得点率

	必修問題			一般・臨床問題				
	一般問題	臨床問題	長文問題	一般問題(総論)	一般問題(各論)	臨床問題(総論)	臨床問題(各論)	長文問題
問題数（画像問題を除く）	45	22	15	61	27	36	46	10
正答数	36	19	12	47	25	22	37	8
出力エラー表示数	1	0	0	0	1	0	0	0
不正答数	8	3	3	14	1	14	9	2
正答率	80.0%	86.4%	80.0%	77.0%	92.6%	61.1%	80.4%	80.0%
出力エラー表示率	2.2%	0.0%	0.0%	0.0%	3.7%	0.0%	0.0%	0.0%
点数の重みづけ	×1	×3		×1			
総合得点（総合正答率）	129/156 (82.7%)			139/180 (78.3%)				
合格最低ライン	80.0%			74.6%				

　そのため今回の研究時点では，医学的知識を有し，かつ出力情報の正誤を判定できない利用者が，生成AIが出力した医学に関連する情報をそのまま鵜呑みにするのはいまだ危険であると考えられた．しかしながら，このあたりの問題は様々に解決法が実装されてきており，診断や治療といった医療分野においても，安全性を十分に担保しながら文章生成AIの活用がさらに推進されるだろう．

［文献］
Tanaka Y, Nakata T, Aiga K, Nomura A, et al. Performance of Generative Pre-trained Transformer on the National Medical Licensing Examination in Japan. PLOS Digit Health 2024; 3 (1): e0000433. doi: 10.1371/journal.pdig.0000433.

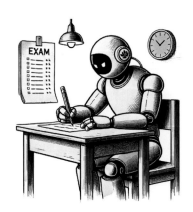

2章 コンセプトシートを使って研究計画を立てよう

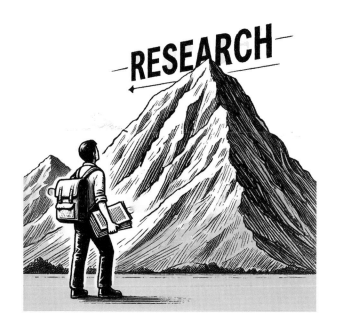

1　コンセプトシート

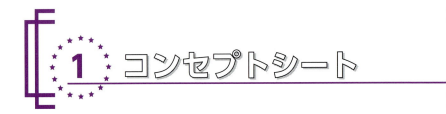

　先生，研究の計画を立てるときに，どんなツールを使えばいいんですか？

　いい質問だね．実は，僕がよく使っているのが「コンセプトシート」だよ．これは，研究のアイディアや計画を一枚の紙にまとめたもの．論文を書く前の羅針盤みたいなもので，このシートが完成していれば，研究の大枠がしっかりしているということになるんだ．

　「コンセプトシート」，はじめて聞きました．どんな内容が含まれてるんですか？

　研究のタイトルから始まり，研究計画の立案者，問題点，解決したいこと，そのメリット，先行研究，研究デザイン，対象者，予想される結果，主要評価項目まで，論文に必要な要素がすべて含められているんだ．これをうまくまとめられれば，論文の土台ができているってわけ．

　なるほど．でもそれを全部考えるのは大変そうですね．

　その通り．でも，生成 AI を使うと，研究の意義や社会への貢献など，自分では気づかなかった視点を得ることができるんだ．たとえば，「この研究で何がわかるとうれしいのか？」「社会にどう役立つのか？」といった疑問に答えてもらうと，新しいアイディアが浮かぶこともあるよ．

へえ，生成 AI を使えば，コンセプトシートをさらにパワーアップできるんですね！

そうそう．実際にコンセプトシートを生成 AI に読み込ませて，足りない部分や改善点を見つけたり，さらにプラスアルファのアイディアをもらったりすることができるんだ．これで，研究のクオリティをぐっと上げることができるよ．

それは便利ですね！　でも，それを教授に報告するのはどうなんですか？

指導者と共有するのもいいけど，最終的な判断は自分たちでするんだ．生成 AI の意見は参考程度にして，自分たちの研究に最適な方法を見つけることが大事だよ．それで，もし「これが生成 AI 時代のコンセプトシートだよ」と教授に報告できたら，かなりカッコいいと思うな．

本当にそうですね！　生成 AI をうまく使って，研究計画をしっかり練ってみます．

それがいいね．新しい技術を活用しながら，質の高い研究を目指していこう！

■ 論文作成の羅針盤を作成しよう

　コンセプトシートとは，次ページに示すような Word 形式のシートである．研究計画の初期段階では研究の目的，方法，意義などを明確にすることが不可欠であり，この過程において，「コンセプトシート」というツールが非常に有効である．<u>コンセプトシートは研究の概略図であり，論文作成の羅針盤のようなものである</u>．このシートには，研究課題のタイトル，研究計画立案者，研究の問題点，目的，貢献，先行研究の有無，研究デザイン，対象と対象者数，

研究課題名：
研究計画立案者：
現在何が問題となっているのか（1～2文で簡潔に）
この研究で何を明らかにしたいのか（1～2文で簡潔に）
この研究をすることの意義，この研究はどんなことに貢献するか（1～2文で簡潔に）
先行研究の有無（ある場合は先行研究との違いを簡潔に）
研究デザイン（どんな研究なのか，大まかな枠組みを簡潔に）
対象・対象者数：
予想される結果（どんな結果が出ると予想しているか，1～2文で簡潔に）
主要評価項目（一番重要と考えている調査項目は何か，簡潔に）

予想される結果，主要評価項目などが含まれる．これらの項目がすべて埋められれば，論文としての構成が完成する．

　研究計画立案者を明記することの重要性は，オーサーシップの明確化にある．研究アイディアの起源と主導権を明確にすることで，不正確なオーサーシップの主張を避けることができる．研究の透明性を保つうえでも極めて重要である．

　コンセプトシートを作成する際に生成AIを利用すると，研究の意義をさらに深く掘り下げることが可能である．たとえば，生成AIは研究の一般的なメリットを提示してくれるので，研究者は自分で気づかなかった視点からの意義を見出すことができる．また，シートに空欄が存在する場合，その研究プランは完成していないと考えられるため，研究の意義に関する生成AIの回答を参考にして空欄を埋めることで，研究計画をより具体的に，かつ効果的に構築することができる．

■ 生成 AI 活用術 ― コンセプトシートブラッシュアップ

　コンセプトシートは研究をサマライズした文書であり，**コンセプトシートを作成することの目的は，他の研究者ともその内容を共有できること**にある．今回，研究計画の各セクションを洗練させ，研究の本質，重要性，独自性を効果的に伝えられるようにするプロンプトにしている．また，わかりやすさ，簡潔さ，インパクトにも重点を置いている．このプロンプトを使うことで，研究計画に説得力をもたせ，他の研究者に理解されやすいものとなるだろう．

　一方で，最初から空欄が多いと的を射た返答が来ないことが多く，一般的なコメントに終始してしまうことがあるため，**どの部分について掘り下げて欲しいのかを追加していく**ことが重要である．

　以下は，Cardiovascular Diabetology volume 20, Article number: 186（2021）に掲載された論文の初期に作成したコンセプトシートである．ほぼ空欄のこのコンセプトシートを試しに使ってみよう．

研究課題名：カナグリフロジンとエコーの研究
研究計画立案者：楠瀬
現在何が問題となっているのか（1〜2文で簡潔に）
臨床において SGLT2i は心血管イベントを抑制した．エコーでの効果は明らかではない．
この研究で何を明らかにしたいのか（1〜2文で簡潔に）
この研究をすることの意義，この研究はどんなことに貢献するか（1〜2文で簡潔に）
先行研究の有無（ある場合は先行研究との違いを簡潔に）
研究デザイン（どんな研究なのか，大まかな枠組みを簡潔に）
対象者・対象者数：
予想される結果（どんな結果が出ると予想しているか，1〜2文で簡潔に）
主要評価項目（一番重要と考えている調査項目は何か，簡潔に）

2章　コンセプトシートを使って研究計画を立てよう

You

研究プロジェクトの要約を他の研究者と共有するために準備を進めています．目標は，研究計画の各セクションを洗練させ，研究の本質，重要性，そして独自性を効果的に伝えることです．

［ここに空欄を含むコンセプトシートの内容をコピー＆ペースト］

主要なセクションを確認し，精査してください．それぞれのセクションが明確で簡潔，かつインパクトのある内容になっているかを確認することが目的です．これにより研究計画が説得力を持ち，幅広い層に理解されやすいものになることを目指します．

生成AI

研究課題名：カナグリフロジンとエコーの研究	
研究計画立案者：楠瀬	
現在何が問題となっているのか（1～2文で簡潔に）	
SGLT2iが心血管イベントの抑制に有効であることは臨床で示されていますが，そのエコーにおける影響はまだ不明です．	
この研究で何を明らかにしたいのか（1～2文で簡潔に）	
カナグリフロジンがエコー検査において心血管機能に与える影響を明らかにします．	
この研究をすることの意義，この研究はどんなことに貢献するか（1～2文で簡潔に）	
この研究は，カナグリフロジンの心血管系における具体的な影響を解明することで，糖尿病治療薬の選択基準の精緻化に貢献します．	
先行研究の有無（ある場合は先行研究との違いを簡潔に）	
先行研究ではSGLT2iの心血管イベントに対する効果は検討されていますが，エコー検査を用いた詳細な心機能への影響は未解明です．	
研究デザイン（どんな研究なのか，大まかな枠組みを簡潔に）	
観察研究として，カナグリフロジン投与前後の心血管機能の変化をエコー検査を用いて評価します．	
対象者・対象者数：	
糖尿病患者100名	
予想される結果（どんな結果が出ると予想しているか，1～2文で簡潔に）	
カナグリフロジン投与により，心血管機能の改善がエコー検査にて観察されることを予想します．	
主要評価項目（一番重要と考えている調査項目は何か，簡潔に）	
エコー検査による心血管機能の変化が，本研究の最も重要な評価項目です．	

[振り返り①]
　ここまでは多くの項目で生成 AI を使って単に空欄を埋めるだけの作業となってしまった．振り返ると，「簡潔」などの指示をしたことでわかりやすくなったが，無難すぎる内容になってしまったと考えられる．ただし，<u>研究の意義についてはおもしろい意見となっていた．たとえば，「薬の具体的な影響を解明する」ことで「治療薬の選択基準」につなげていく，という視点は新しい</u>ものである．ここからさらにプロンプトの追加を行うことで，具体的な項目ごとの精度を上げていくことができる．

 You（2 個目）
どのような心エコー検査の指標を選べばよいですか？

💬 **生成 AI**
エコー指標を選択する際には，心血管機能の評価に関して広く認められているパラメータを考慮することが重要です．カナグリフロジンの影響を評価するために，以下のエコー指標が有用でしょう：
左室駆出率（LVEF）：心臓の収縮能力を評価する指標で，心不全の診断や治療の効果を評価する際に広く用いられます．
左室内径（LVID）：左室の大きさを測定し，心臓の拡張機能や収縮機能の異常を示します．
壁運動異常：心筋梗塞後の心筋の動きを評価し，損傷部位や範囲を確認します．
E/A 比：左室の拡張機能を評価するために用いられ，心房収縮時と早期拡張時の血流速度比を測定します．
組織ドプラ法による心筋の速度（e'，E/e'比）：心筋の拡張機能と収縮機能をより詳細に評価するために用いられます．
左室肥大（LVH）：心臓の壁の厚さを測定し，高血圧症などによる心臓の負荷増加を示します．
心房容量と心房機能：特に左心房のサイズと機能は，心血管疾患のリスク評価に重要です．
これらの指標は，カナグリフロジンが心血管機能，特に心不全に及ぼす影響を理解するための出発点となります．研究目的に応じて，これらの指標を単独で，あるいは組み合わせて使用することができます．エコー検査を通じてこれらの指標の変化を観察することで，カナグリフロジン

の心血管に対する効果を評価することが可能になります．

[振り返り②]

　フォーカスを絞る（ここでは心エコー検査指標）ことで，より具体性が増してきた．

　本研究では実際の論文上でも，組織ドプラ法による心筋の速度を用いた結果を主要評価項目に設定して解析しており，その案は2度目のプロンプトで浮上してきたことも興味深い．

　このように，**得られた結果に対してプロンプトを続けて精緻化する手法は非常に有効**なので，多くの場面で使っていきたい．

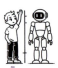 ## 生成AIを超えろ!!

- ☑ 研究計画を立てるときには，コンセプトシートを使え！
- ☑ コンセプトシートに空欄がなくなれば，研究プランは完成．
- ☑ 生成AIにコンセプトシートを埋めてもらうことで，自分でも気づかなかった研究の意義がわかることがある．
- ☑ オーサーシップの明確化は重要！　研究計画立案者をきちんと書こう！
- ☑ 生成AIと質疑を続けて，より具体的な回答を得よう．

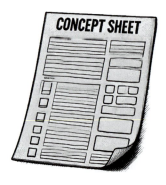

3章 英語抄録作成に生成AIを使ってみよう

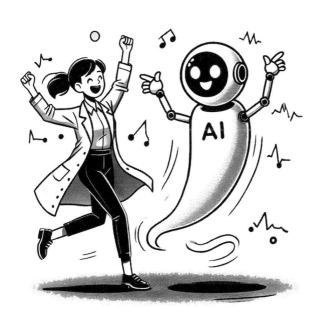

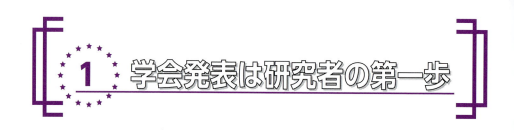

1 学会発表は研究者の第一歩

　このまえミーティングで提示してくれた研究，とってもよかったよ．

　ありがとうございます．生成AIに励まされながら書いた研究計画のコンセプトシートが役に立ちました．

　では次は発表だな．

　発表はこの前ミーティングでしましたよ？

　いや，研究室ミーティングでの提示も大事だけど，より多くの専門家に君の研究を見てもらうための「学会発表」のほうね．

　なるほど．どうやったら学会で発表できるんですか？

　学会発表をするためには，まずはその研究内容を「抄録」という形でコンパクトにまとめて学会に提出する必要があるんだ．

　面倒くさいですね．

　面倒くさいよ，でもそんな面倒くさがりながら書きちらかされた抄録を査読するほうはもっと面倒くさい．

　面倒くさがらないでちゃんと仕事してください．

強いな，本当に君は研究に向いていると思うよ．今回は抄録だけど，君がこれから自分の研究を発表する相手は，**学会発表の聴衆も論文執筆の査読も読者も今しばらくは人間**なんだ．だから，そういった人間が聞きやすい，見やすい，査読しやすい形式を「お作法」として知っておくことは，研究内容を広く知ってもらうための重要な型であり，研究者として第一歩を踏み出そうとしている君には特に押さえてほしいな．

お作法ですか…．さらに面倒くさいですね．

面倒くさがらないで抄録書いてみようか．私と生成 AI がハイブリッドで励ますからさ．

■ 研究者よ，学会を目指せ

　研究者とは，特定の研究テーマを持って，研究を行っている人を指す．そして多くの場合，自分の興味の赴くままに調査する趣味の延長というよりは，人類の叡智を広げるような新しい知識や技術を発見することを目的としている．しかしながら，これだけ PubMed で数限りない論文を自分で検索でき，さらには文章生成 AI で特定のテーマに関する要約や参考文献を瞬時に出してくれる現在であっても，**発見した新しい研究結果が真に有意義であるものかどうかは，多くの専門家の目に触れることではじめてわかる**ものである．

　多くの専門家の目に触れる方法はいくつかあるが，研究を始めて間もない人にとって，いきなり論文を書くのはハードルが高いものである．かといって，身内の数名に研究結果を見てもらうだけでは，せっかくすばらしい研究結果であったとしても日の目を見ることはない．

　そんなときにお勧めなのが，学会発表である．**学会はその分野の専門家が一堂に会し，様々なテーマに分かれて様々に発表・質問・議論を行う場である**．身内のラボミーティングでの発表の枠を越え，より多くの専門家の目と耳に触れ，客観的かつ忌憚のない質問や意見をもらえて（投げつけられる場合もあるが），自分の研究結果をブラッシュアップできる学会発表は，研究者としての

第一歩を踏み出すまたとないチャンスである．

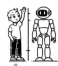 ## 生成 AI を超えろ!!
☑ 研究結果はより多くの専門家に見てもらおう！

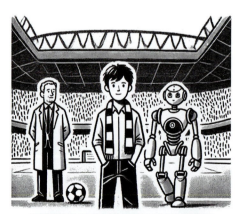

"YOU'LL NEVER WALK ALONE"

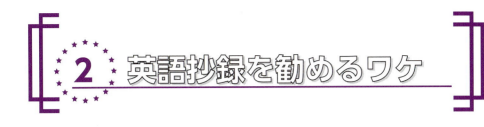

■ 多くの学会が英語の抄録を求めている

　学会発表をするためには，まず自分の研究テーマに関連した学会の総会（全国会），あるいは地域単位で行われる地方会などに，自分の研究内容とその成果を簡潔にまとめた抄録（Abstract）を提出する必要がある．日本の学会であれば日本語で抄録を作成することがほとんどであろう．しかし，海外の主要学会は国や地域を問わず「英語」での抄録作成が必要であり，日本においても海外の専門家も混じえた国際学会を兼ねる一部の学会は，英語での抄録のみを受け付けている．たとえば，日本循環器学会の年次総会は日本の学会だが，抄録は英語で提出する必要がある．

■ 英語で得もするし，損もする

　提出された抄録は主に複数の専門家により評価された点数により採否が決まるが，一般演題で採択された抄録の中でより点数が高いものから口頭発表のある口演に選ばれることが多い．明確に英語での発表の序列を高くしている場合もある．点数の評価は，研究内容による部分が大きいのはもちろんだが，実際に抄録の査読を担当する立場からいうと，英語そのもののレベル，あるいは英語抄録のお作法が押さえられていないために，研究内容がよいにもかかわらず，言語の部分で損をしている例が少なからず見受けられる．
　そのような中で，文章生成 AI がこれだけ身近に利用可能となった．英語が得意な先輩や英文校正サービスに添削を依頼したり，従来の英語翻訳ソフトを使用したりしていた多くの部分を，文章生成 AI が代替できる．特に，日本語できちんとお作法に則った抄録が書けていたなら，その日本語抄録をそのまま文章生成 AI に日→英翻訳をしてもらえる．つまり，日本語での抄録作成能力

をそのまま英語抄録作成能力に変換できる点がこの技術の画期的なところである．また，学会ごとに微妙に抄録のフォーマットが異なっていても，文章生成AIのプロンプトの部分にそのような情報を加えることで，フォーマット調整済の出力を行わせることも可能である．

■ とりあえず生成AIに頼ればいいじゃないか

　このように，文章生成AIがこれだけ普及した現在，特に読み書きにおいて言語の壁は著しく低くなった．もちろんこれだけ精度がよくなったとはいえ，おそらく多くの熟練した研究者が感じているように，文章生成AIが出力する英語は第一線で活躍されている研究者の先生方のシンプルかつエレガントな英文と比較すると，見劣りする部分があることは事実である．しかしながら，研究者として歩みを始めたばかり，あるいは日が浅い場合，よい研究の成果を出していても「言語」というハードルのみでいらぬ損をしてしまうのは非常にもったいないとも感じる．今も，そして今しばらくも，研究者の共通言語は「英語」である．みなさんも文章生成AIを活用して無理なく，そしてより多くの研究者・専門家の目に触れる機会を増やす英語抄録作成にチャレンジしてみよう．

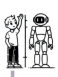
生成AIを超えろ!!

☑ より多くの専門家に見てもらうため，研究者の共通言語「英語」で発表する！

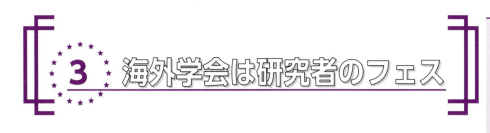

■ どうせなら海外に行こう

　どうせ英語抄録を書くのであれば，日本の学会のみならず，国外での登壇発表を目指して海外学会にも抄録を投稿してみよう．多くの場合，海外に抄録を出すとなれば，その分野であれば誰もが知っているようなメジャーな海外学会の総会に抄録を出すことになる．こういった海外学会は得てして世界中のすばらしい研究者たちが選りすぐりの研究成果を英語抄録として提出してくるので，非常に競争が激しい分，採択されたときの喜びもひとしおである．

■ 世界の大御所があなたの発表を聞いてくれる

　海外学会は研究者のフェスである．ロックスターのような大御所や新進気鋭の研究者が登壇し多数の聴衆を前に行われるメインステージでの研究発表，研究分野やトピックごとに開催される多数のシンポジウム，査読を経て採択された研究発表の場であるポスターセッション，そして各国の参加者が一堂に会するレセプションパーティ．一般的な音楽フェスのように，ファンのひとりとして学会に参加して最新の研究の数々を学ぶのもよいだろう．しかし研究者として参加するのであれば，ぜひ学会に抄録を提出し採択を勝ち取り，あなたもこのフェスの出演者としてステージに立つことを目指してみてはいかがだろうか．

■ コネクションも実力のうち

　学会は自分の研究成果をより多くの専門家に見てもらう場，という話をしたが，このような学術的な役割のほかに，学会総会にはもうひとつ，「ネットワーキングの場」という大事な側面がある．普段はあまりにも忙しくて会うことすらままならない，その分野の超一流の研究者たちが，学会開催期間だけはひとつの学会場に集まり，教育講演をし，座長をし，コーヒーを飲みながら近況の報告と次の共同研究の枠組みを話し合い，そして学会主催の歓迎ディナーパーティで紹介されて仲よくなった優秀なポスドクを自分のラボに招くのである．

　日本ではこういった様々に実力のある先生とのコネクションの形成を悪い意味で捉えられることもあるが，むしろ実力のひとつ，研究を進めていくには大事な要素のひとつと考えるべきだ．特に将来的に海外留学を考えている人にとっては，国際学会，海外学会は自分を売り込むチャンスの宝庫である．留学は，研究の実力を備えていることはもちろん，助成金獲得など留学生活を様々に支える「カネ」，自分の行きたい海外研究ラボとの「コネ」，という3つの必須要素に加えて，これらがタイミングよく揃う「運」が揃ってはじめて実現する．留学を少しでも考えていれば，ぜひ海外学会を積極的に活用して欲しい．

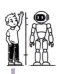 生成 AI を超えろ!!

- ☑ せっかくなので国外の学会を目指そう！
- ☑ 誰もが知っている大御所の先生方に自分の発表を聞いてもらおう！
- ☑ ネットワーキングは研究の一環．積極的に行おう！

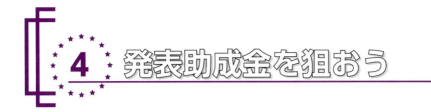

4 発表助成金を狙おう

■ トラベルグラントを狙え

　特に海外学会に参加する場合，日本国内の学会に比べると数倍の参加登録費がかかり，またその国までの往復航空券の負担がハードルとなることがある．学会によっては，若手研究者の発表を奨励するために，**発表にかかる費用の一部を助成する制度がある**場合がある．これは，主に旅費を支援することが多いため，Travel Grant Award（トラベルグラント）とも呼ばれる．この助成金は，通常学会賞のひとつとして位置づけられているので，トラベルグラントを取れれば自分の業績のひとつとして記載することが可能である．助成金の応募要件は様々だが，**最近は抄録の提出時に「トラベルグラントに応募すると宣言する」（チェックボックスに印をつける）だけのものが増えている**ようである．

　このようにトラベルグラントは比較的簡単に応募できて，お金がもらえて業績にもなるということで狙わない手はないが，応募要件を満たしている人はみな狙っているということで競争が激しいのも事実である．応募が多数の場合，抄録の評価点数が上位であることが助成金獲得に必須になる．**発表助成金が取りやすくなるような特別な英語抄録の書き方はない**が，うまく文章生成AIの助けを借りつつ，**研究結果が簡潔にまとめられ，お作法にも則ったわかりやすい英語抄録としよう**．また，これに加え，英語そのもののブラッシュアップもとても大切である．

生成AIを超えろ!!

☑ 応募するだけなら損はない！　トラベルグラントへの応募は忘れずに！

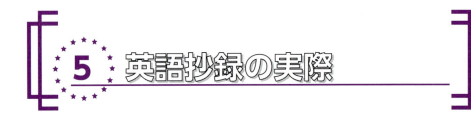

5 英語抄録の実際

■ 英語抄録のお作法とは

　ところで,「研究結果が簡潔にまとめられ,お作法にも則ったわかりやすい英語抄録」とはどういうものなのだろうか？ 生成 AI に聞いてみよう.

 You
「研究結果が簡潔にまとめられ,お作法にも則ったわかりやすい英語抄録」とはどういうものですか？

💬 **生成 AI**
「研究結果が簡潔にまとめられ,お作法にも則ったわかりやすい英語抄録」という表現について説明しますね.これは,学術論文や報告書において,研究の結果を明確かつ簡潔に要約し,特定のフォーマットやガイドラインに従って整理された英語の要旨（抄録）を意味します.

1. **研究結果が簡潔にまとめられる**：これは,研究の主要な発見や結論を短い文章で正確に伝えることを意味します.情報のオーバーロードを避け,読者が研究の核心を迅速に把握できるようにします.
2. **お作法にも則った**：学術界には特定の形式やスタイルガイドが存在し,抄録を書く際にはこれらのルールに従う必要があります.たとえば,APA スタイルや MLA スタイルなどがあり,文献の引用方法,タイトルの配置,要旨の長さなどが定められています.
3. **わかりやすい英語**：抄録は国際的な読者を対象とすることが多いため,明瞭で理解しやすい英語を使用することが重要です.専門用語は避けられるべきで,必要な場合は適切に定義または説明することが望まし

いです.

これらの要素を兼ね備えた抄録は，研究の可視性とアクセシビリティを高め，より多くの学術的な議論や引用を促進することに寄与します．

　まずまずの回答が得られたが，もう少しそれぞれの要素を深堀りしていこう．

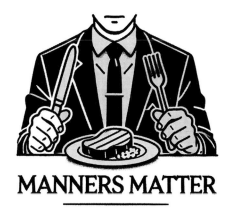

6 タイトル

■ タイトルは抄録採択の明暗を分ける

まず「1. 研究結果が簡潔にまとめられる」を見てみると，"研究の主要な発見や結論を短い文章で正確に伝えることを意味する" と書かれている．そして，抄録の中でこれを最も体現するのは「タイトル」である．抄録採択の明暗を分けるかどうかは評価者次第であるが，評価者も（現在は）人間である以上，抄録内容を読みたくなるような惹きつけるタイトルであることに越したことはない．

■ 生成 AI 活用術 ─ タイトル案を考えてもらおう

ここでは，文章生成 AI の得意な「アイディア出し」を活用して，よいタイトル案をいくつか出してもらいたいと思う．

 You

心不全入院患者を対象とした後ろ向き研究を行い，僧帽弁閉鎖不全症を合併する患者のほうが，弁膜症を有さない患者と比較して，退院時の NT-proBNP が有意に高いことが示されました．この研究にふさわしく，かつ海外学会に採択されるような英語抄録のタイトルを，英語で 10 個ほど提示してください．

💬 **生成 AI**

Here are ten suggested English titles for your retrospective study abstract that could be suitable for submission to an international conference:

1. "Elevated NT-proBNP Levels at Discharge in Heart Failure Patients with Mitral Regurgitation: A Retrospective Analysis"
2. "Comparative Analysis of Discharge NT-proBNP in Heart Failure Patients with and without Mitral Valve Regurgitation"
3. "Impact of Mitral Regurgitation on NT-proBNP Levels at Hospital Discharge in Patients with Heart Failure"
4. "The Association Between Mitral Valve Regurgitation and Elevated NT-proBNP Levels in Heart Failure Patients at Discharge"
5. "Discharge NT-proBNP Differences in Heart Failure Patients: The Role of Mitral Regurgitation"
6. "Mitral Regurgitation as a Predictor of Elevated NT-proBNP at Discharge in Heart Failure Patients: A Retrospective Study"
7. "Assessment of NT-proBNP Levels at Discharge in Heart Failure Patients: Effects of Mitral Valve Regurgitation"
8. "Outcomes of Mitral Regurgitation in Heart Failure: Elevated NT-proBNP Levels at Discharge"
9. "Retrospective Evaluation of NT-proBNP Levels in Heart Failure Patients: Influence of Mitral Regurgitation"
10. "NT-proBNP Levels Upon Discharge: A Retrospective Study on the Impact of Mitral Regurgitation in Heart Failure Patients"

These titles highlight the main findings of your study, emphasizing the connection between mitral regurgitation and NT-proBNP levels in heart failure patients.

［振り返り］
タイトルのアイディア出しを生成 AI にお願いするときのコツは，
・研究内容と結果を情報として過不足なく提示する
・提示した研究にふさわしいタイトルを，学会英語抄録のスタイルで出力する
の 2 点．また，ここではいろいろなスタイルのタイトルを見比べたかったので，10 個出してというふうに出力数の指定も加えている．なお，タイトル

以外の抄録を全部入力情報に入れて，それにふさわしいタイトルを出してとだけ指示してもよいが，上記のように少しだけ条件をつけて出力させたほうが，自分が望む出力をより少ないやりとりで得る可能性が高まる．

■ 生成 AI は「盛る」

文章生成 AI はたくさんのタイトル候補を出してはくれるが，注意点としては，一部「盛って」タイトル案を出す場合があることである．たとえば，前ページの生成 AI の出力例では，2 つ目にある "Comprehensive Analysis of Discharge…" というタイトルはとても見栄えがよいが，今回の研究で特に包括的解析（comprehensive analysis）を行っていないのであれば，このタイトルは若干「盛られて」いると判断する．

文章生成 AI がどれだけアイディア出しをしようとも，タイトルを選択あるいは参考にした責任は研究者である読者のみなさんにあるので，盛りたくなってしまう気持ちをぐっとこらえ，研究成果を正確に伝えるために，参考・選択するタイトルには十分注意しよう．

■ タイトルのスタイル

タイトルのつけ方について追記すると，医学系の英語抄録のタイトルにはいくつかのスタイルがある．

①有用性強調スタイル

Impact of ○○，とか，Usefulness of ○○，Efficacy of ○○，Importance of ○○といった言葉で始まるタイトル．言い出しが決まっているので書きやすく，何についての研究なのかがわかりやすい．なんとなく臨床系で最初に英語抄録を書くときに選択されやすいスタイル．

②結論提示スタイル

○○ is associated with △△，というように，主要評価項目の結論をそのままタイトルに持ってくるスタイル．無骨な印象もあるが，"研究の主要な発見や結論を短い文章で正確に伝える"という意味ではこれに勝るものはない．

③キーワード列挙スタイル

"○○（評価手法），△△（介入内容），and □□（主要評価項目）"のように，3つ程度の研究キーワードを列挙するスタイル．見た目が格好よく個人的には好きなスタイルだが，選ぶキーワードを間違えると何の研究かをタイトルから汲み取れず悲惨なことになる．

どのスタイルがよいかというのは完全に好みであるが，もしスタイルが決まっているのであれば「こういったスタイルにして」という一文をプロンプトに加えて出力を調整するのもよい．

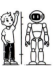 生成AIを超えろ!!

- ☑ タイトルでは，研究の主要な発見や結論を簡潔に示そう！
- ☑ 自分の好みのスタイルに合わせて，生成AIに案を考えてもらおう！
- ☑ 生成AIは「盛る」ので注意！
- ☑ できれば，抄録を読みたくなるようなタイトルを！

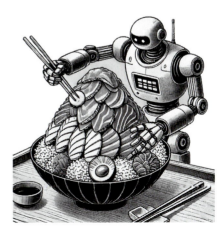

7 目的（Objectives）

■ 抄録は 4 つか 5 つのまとまりに分ける

次に,「お作法に則る」という部分について細かく見ていこう. **一番のお作法は，抄録を 4 ないし 5 つのまとまりに分けて記載する**もので，多少の単語の違いはあれどの分野の学会・抄録も共通している.

1. Background（研究背景）
2. Objectives（研究目的）
 （「1. Background」といっしょに記載する場合も多い）
3. Methods（研究方法）
4. Results（研究結果）
5. Conclusions（結論）

■ Conclusions との関係を意識する

さて，ここで学会抄録の査読者が，特にどのような点を重視しやすいかを考えてみたいと思う. これは，「このあたりが抄録の中で押さえられていれば，発表される研究内容も同じように重要な部分が押さえられているよい研究だろうな」，と査読者である専門家が経験的に感じている部分と一致する. 以下に「このあたり」の部分を列挙する.

①誤字・脱字がない
英語の誤字・脱字は必ず確認する. スペースが入っておらず 2 つの単語がつながっているような間違いも見受けられる. 査読者の立場からいえば，誤字

—— 42 ——

や脱字があると，よい研究内容だとわかっていても，**査読意欲が削がれるだけでなく，研究も間違いを許容したまま適当にやっているのでは？**と疑ってしまう．誤字・脱字は，一般的な文書作成ソフトの校閲機能でもチェックできるので，何度でも誤字・脱字の有無は確認しよう．

②数値の不一致がない

「1,500名の疾患コホートから413名を除外し，1,086名を本研究の解析対象とした」(あれ，1名足りない？)といったような，足し算・引き算が合わない抄録を見ると，査読側は非常に解釈に困る．多くの場合はケアレスミスなのだろうが，**いくらよい研究であっても何か隠している，あるいはずさんな研究をやっているのでは？**という，あらぬ疑いをかけられる可能性を高めてしまう．**数字の記載ミスは文章生成AIでは完全には対応できず，ともすれば生成AIに入れたあとに数値が不自然に変化する可能性もある**ため，文章生成AIの出力と，最終版の抄録に記載されている数値には細心の注意を払い，何度でも検算して数値が正しいことを確認する．

③目的と結論が一致している

抄録を査読する際，タイトルを見たあとに確認するのは，研究背景 (Background) と研究目的 (Objectives) である．その研究を行う合理的な理由が簡潔に背景に書かれているかどうかもチェックポイントではあるが，それ以上に重要な点は，**研究の目的 (学術的な問い/臨床的疑問) に対する答えが，明確に結論 (Conclusions) に記載されているか**，である．たとえば，目的が「心不全患者の入院死亡率について検討した」と書いてあるのに，結論に「心不全患者において高齢は心不全再入院の予後予測因子である」などと書かれていると，目的と結論が一致せず，査読者は強烈な違和感を覚える．これは，抄録を書く研究者が少し意識することで，そして場合によっては目的と結論を一致させるように文章生成AIに確認させることで，事前に防ぐことが可能である．なお，このときも，**文章生成AIが研究結果に沿わずにそれっぽく目的と結論の辻褄を合わせて出力してしまう**可能性はあるため，目的あるいは結論の部分が研究結果ではない内容に変わっていないかどうかを確認する．

まずは押さえて欲しい3点について書いた．この3点をきちんと押さえただけでも，研究内容以外のところでも自分の研究が学会で発表に値するものであることを査読者に示すアピールにもなるだろう．

3章　英語抄録作成に生成AIを使ってみよう

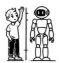

生成 AI を超えろ!!

- ☑ 抄録は4つか5つ（背景，目的，方法，結果，結論）のまとまりに分ける！
- ☑ 目的と結論は明確に呼応させよう！
- ☑ 自分の目で見て，誤字・脱字，数字の不一致をなくそう！

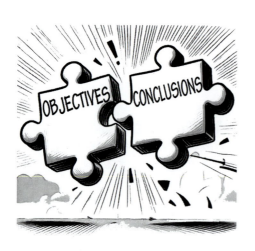

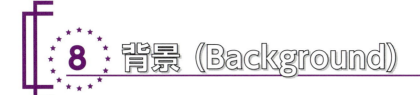

■ 背景に書くのは 4 つ

　学会抄録のように文字数の制限が厳しい場合，どうしても方法や結果の部分に字数をとられてしまう．そのため，背景には最低限の情報を過不足なく入れ込む必要がある．本項では，肥大型心筋症（hypertrophic cardiomyopathy）に関連した新しい治療法を検討した研究抄録の記載を例に，医学系の研究について，目的も含めて 4 行で書くことをメインに，適宜研究内容と文字数に応じて足し引きする方法を紹介する．

　項目 1：研究対象となる疾患などに関する一般的な情報
　　例：Hypertrophic cardiomyopathy (HCM) is a leading cause of sudden cardiac death characterized by thickening of the ventricular wall.
　項目 2：現在までにわかっていること
　　例：Previous studies showed that ○○ therapy was safe and effective in patients with HCM.
　項目 3：まだわかっていないこと（研究の問いが生まれたきっかけ）
　　例：However, the efficacy of the new △△ therapy for HCM was still unknown.
　項目 4：今回の研究目的（Objectives）
　　例：Thus, we conducted the study to evaluate the efficacy of the △△ therapy in patients with HCM.

　ちなみに，それぞれに対応する文言を 4 行の日本語でしっかり書いてから文章生成 AI に投げて英訳してもらってもよいし，英語である程度書いてから添削・英文校正をしてもらうのもよい．ただし，前の項目でも述べた通り，今

回の研究目的と結論のつながり（coherence）を意識して，研究目的（Objectives）を明確にここで宣言しておくことが大切である．

生成 AI 活用術 — 4 行，60 words で書いてもらおう

> **You**
> 海外学会に提出する英語抄録を作成しています．
> 提出する学会は，American Heart Association です．
> まずは背景（Background）の作成を，
> ・英文 4 行
> ・全体で 60 words 程度
> でお願いします．
>
> 抄録に記載する情報は以下の通りです．
> ・1 行目：研究対象となる疾患などに関する一般的な情報：肥大型心筋症は，若年突然死の最たる原因であり，心室中隔の肥厚を特徴とします．
> ・2 行目：現在までにわかっていること：肥大型心筋症に対して，A という治療法の安全性と有効性は以前の研究で示されています．
> ・3 行目：まだわかっていないこと（今回の研究の問いが生まれたきっかけ）：しかしながら，新しく開発された B という治療法の有効性はいまだわかりません．
> ・4 行目：今回の研究目的（Objectives）：以上より本研究では，肥大型心筋症患者に対する B の治療法について検討しました．
>
> **生成 AI**
> Here is a draft of the background section for your abstract submission to the American Heart Association:
>
> "Hypertrophic cardiomyopathy (HCM) is a leading cause of sudden death in young individuals, characterized by thickening of the ventricular septum. Previous studies have established the safety and efficacy of treatment A for HCM. However, the effectiveness of

the newly developed treatment B remains unknown. Consequently, this study aims to investigate the efficacy of treatment B in patients with HCM."

This draft aligns with your instructions, fitting within approximately 60 words and structured into four lines, each addressing the specific points you outlined.

[振り返り]

いかがだろうか？ 細かい単語やフレーズの選択に文章生成AI特有のクセがあるので気になる場合は修正したほうがよいが，おおむね言いたい内容は正しく翻訳され，Backgroundっぽくなった．

なお，私見ではあるが，生成AIは学会ごとの抄録の特徴を認識することもできるように見受けられる．今回は入力プロンプトの中に提出する学会名を明示したが，あまり特殊な抄録スタイルの学会に出すのでなければ翻訳に大きな変化があるわけではない（生成確率による表記揺れは若干ある）．学会名は採択に向けたお祈り程度の効果を期待して入れる感じである．提出する学会を日本循環器学会（Japanese Circulation Society）に変えて出力してもよいだろう．

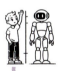

生成AIを超えろ!!

- ☑ 背景は4行で書く！
- ☑ 背景には，①一般的情報，②既知の情報，③未知の情報，④研究の目的を書く．
- ☑ プロンプトには投稿先の学会名を入れてもよい．

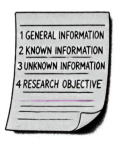

3章 英語抄録作成に生成AIを使ってみよう

9 背景（Background）：生成 AI を最初から使う場合

　前項は抄録を書いている段階ということですでに研究が終わっている研究者を想定していたので，プロンプトを書くまでもなく，研究計画書に記載した日本語あるいは英語を直接入力して英文翻訳・校正として使用する方法を紹介した．
　本項では，背景作成の最初から文章生成 AI を使用する場合について説明する．

■ 生成 AI 活用術 ― オンラインの情報に合わせて文章を生成してもらおう

　まず 1 行目（一般情報）の研究分野に関するまとめを文章生成 AI に出力させる．ここでは高血圧（hypertension）に関する研究を行ったものとして 1 行目を出力させる．

 You

Hypertension に関して，その疾患の基本情報を，学会抄録に載せるような文体で，英文 1 行，15〜20 words で簡潔に書いてください．この際，その情報の元となった複数の論文も同時に提示してください．

💬 **生成 AI**

"Hypertension, marked by elevated blood pressure, increases risks of cardiovascular and kidney diseases"（World Health Organization (WHO)）（www.heart.org）.

For further details, you can refer to the original articles from the World Health Organization and the American Heart Association.

ここでの一工夫は，「情報の元となった複数の論文」を同時に提出させること

である．インターネットとの接続がない生成 AI の時代には，鮮度の高い事実に基づかない偽の情報を出力するハルシネーションが問題となっていた．今でもハルシネーションには十分注意する必要があるが，インターネットの接続による外部からの情報収集が可能となった現在の文章生成 AI では，今回のように実在する論文を検索・引用してそこから要約を生成することができる．そのため，ハルシネーションをコントロールするために，自ら情報源をたどれるようにこのようなプロンプトを入れておくとよい．上記では WHO や www.heart.org としか書かれていないが，クリックすると引用元のサイトに飛ぶ仕組みである．ただし，引用元が微妙な情報サイトであった場合は要約後の文章も微妙になるので，引用元となった論文や情報サイトの内容には必ず十分に目を通しておこう．

■ Coherence を意識せよ

2 行目の「わかっていること」は，3 行目の「フリ」であり，さらに 3 行目の「わかっていないこと（今回の研究の問いが生まれたきっかけ）」とそれに続く 4 行目の「研究目的」に合わせて，つながり（coherence）を意識しながらうまく作文する．

 You
高血圧に対する新しい治療法 A を開発しました．しかしまだ治療法 A の安全性，有効性はわかっていません．よって，今回治療法 A の安全性，有効性を検討する研究を行いました．
以上の内容を，
・英文 3 行
・全体で 40 words 程度で作成をお願いします．

💬 **生成 AI**
"We have developed a new treatment for hypertension, termed Treatment A. Its safety and efficacy have not yet been established. This study was conducted to evaluate the safety and effectiveness of Treatment A."

ご覧の通り，このあたりは最初にテンプレートとして提示したものとほぼ同じような感じになる．1行目の文と合わせてみよう．

You
高血圧に関する研究について，英語抄録の背景（Background）を作成しています．
・英文4行
・全体で60 words 程度
・前後のつながり（coherence）を意識する
で以下の内容全体をまとめて提示してください．

"Hypertension, marked by elevated blood pressure, increases risks of cardiovascular and kidney diseases"
"We have developed a new treatment for hypertension, termed Treatment A. Its safety and efficacy have not yet been established. This study was conducted to evaluate the safety and effectiveness of Treatment A."

生成 AI
Hypertension, characterized by persistently elevated blood pressure, significantly elevates the risk of cardiovascular and renal diseases. In response, we have developed a novel therapeutic approach, termed Treatment A, specifically targeting this condition. However, the safety and efficacy of Treatment A remain unverified. Therefore, this study aims to rigorously assess both the safety and effectiveness of Treatment A in treating hypertension.

ちょっと癖の強い表現があるが，それでもそれなりの Background が完成した．**英文前後のつながり（coherence）は，文章生成 AI に限らず英作文（アカデミックライティング）では大事な点**なので，ぜひ意識してみるとよい．研究分野によってプロンプトの条件を変えて試してみよう．

生成AIを超えろ!!

- ☑ 事前に文章がない場合は，インターネット上の論文を引用して，文章を生成してもらおう！
- ☑ ただし，引用元のサイトは要確認！
- ☑ 英文前後のつながり（coherence）を意識しよう！

3章　英語抄録作成に生成AIを使ってみよう

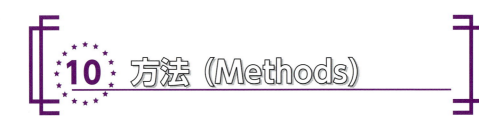

■ 再現性を担保する7つの記載

　方法（Methods）には，研究の再現性を担保するためにも研究の実施条件を簡潔にわかりやすく記載する．抄録の場合は文字数の関係から本当に大事な部分のみの記載にとどめる必要があるが，医学系の臨床研究ではおおまかに以下の7つの要素を含むことが多いと思われる．

　　項目1：研究対象集団は何か？
　　項目2：研究期間・データ取得期間はいつからいつまでか？
　　項目3：組入，除外基準は何か？
　　項目4：（介入試験であれば）介入と対照の内容は何か？
　　項目5：主要評価項目は何か？
　　項目6：副次評価項目は何か？
　　項目7：どのような解析手法を用いたか？

　抄録に記載できる全体文字数が300 wordsを超えるようであれば，それぞれを1文（100 words程度）かつ詳細に書くことができるが，250 wordsを下回る場合はおそらく上記を4～5文程度（60～80 words程度）にまとめる．具体的には項目1～3を1～2文，項目4を1文，項目5～6を1文，項目7を1文程度で，という感じである．ここでも，抄録を書く段階で研究結果が出ていることを想定しているので，それぞれの項目に対応する内容がわかっている前提でテンプレートと例を示す．

■ 生成 AI 活用術 — 6 行，100 words で書いてもらおう

まずは 7 項目を 6 行（100 words）で書いてもらおう．

 You
海外学会に提出する英語抄録を作成しています．
提出する学会は，American Heart Association です．
方法（Methods）の作成を，
・英文 6 行程度
・全体で 100 words 程度でお願いします．
抄録に記載する情報は以下の通りです．
項目 1：研究対象集団は何か？：A 大学 HCM コホート
項目 2：研究期間・データ取得期間はいつからいつまで？：2020 年 4 月から 2023 年 3 月
項目 3：組入，除外基準は何か？：18 歳以上の HCM と診断された患者を組み入れ．冠動脈疾患を有する患者は除外．
項目 4：（介入試験であれば）介入と対照の内容：介入群は Treatment B，対照群は Treatment A
項目 5：主要評価項目は何か？：研究 1 年時での NT-proBNP 値のベースラインからの変化量
項目 6：副次評価項目は何か？：（文字数的に厳しいのでなし）
項目 7：どのような解析手法を用いたか？：年齢，性別を共変量とした共分散分析（ANCOVA）で両群を比較

💬 **生成 AI**
Here's a draft of the Methods section for your abstract submission to the American Heart Association:

This study utilized data from the University A HCM cohort, encompassing patients diagnosed from April 2020 to March 2023. We included individuals aged 18 years and older diagnosed with Hypertrophic Cardiomyopathy (HCM), excluding those with concurrent coronary artery disease. Patients were randomly assigned to receive either Treatment B (intervention group) or Treatment A (control group). The primary endpoint was the change in NT-proBNP levels from baseline at one year. Analysis was performed using ANCOVA, adjusting for age and gender as covariates, to compare outcomes between the two treatments.

This draft includes about 100 words and succinctly covers all necessary details of your study methods.

いかがだろうか.
次に，字数の制限（4 行 60 words）を加えるとどうなるか？

生成 AI

Here is a more concise version of the Methods section for your abstract, tailored to fit within approximately 60 words and 4 lines:

Data from the University A HCM cohort (April 2020 - March 2023) were analyzed. Participants included adults over 18 with HCM, excluding those with coronary artery disease. Intervention group received Treatment B, control received Treatment A. Primary endpoint was the year-on-year change in NT-proBNP levels, analyzed using ANCOVA with age and gender as covariates.

This version succinctly captures all essential details of your methodology.

［振り返り］
　AI もかなり大変だったのか，何も指定しなくても太字で出力してきた.
　なおこの際，入力情報に対して出力に指定する word 数が少な過ぎると，要約の部分でこちらが入れたいと思っていたキーワードが入っていない，意図から外れた英文が出力される場合もあるので，英単語やフレーズとともに必要に応じて微修正を加えることをお勧めする.

生成 AI を超えろ!!

- ☑ 方法は研究の再現性を担保するパートである．実施条件をわかりやすく書こう！
- ☑ 記載内容は 7 項目．字数を指定して，生成 AI に書いてもらおう！
- ☑ 指定する字数が少な過ぎると必要な情報を外されてしまうことがある．

Column

健気な生成 AI

最後に，生成 AI をねぎらってみた．

> **You**
> 要約ありがとうございます．60 words での要約はやはり大変でしたか？

> **生成 AI**
> 60 words での要約は確かに挑戦的ですが，情報を効果的に凝縮することは可能です．指定された情報をきちんと網羅しつつ，必要な点を簡潔に表現するバランスが重要です．提供した要約が役立つことを願っていますが，さらに短縮が必要であれば，もう一度見直してさらに調整することもできます．何か他にお手伝いできることがあれば，お知らせください．

なんと健気な…

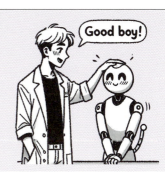

3章　英語抄録作成に生成 AI を使ってみよう

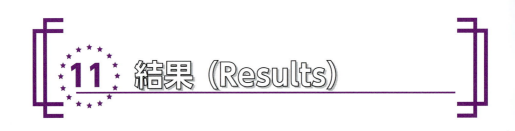

11 結果（Results）

■ 結果は最も情報量多く，丁寧に

　結果（Results）は抄録の中で最も文字数を割く重要なセクションであり，研究成果を正確かつ順序立てて記載する必要がある．臨床系の抄録の場合は，細かい差はあれ，主要な項目は次のようなものであることが多い．

　項目1：組入・除外基準による研究対象の絞り込みと，最終解析人数の明示
　項目2：患者背景（patient characteristics）
　項目3：主要評価項目の解析結果（primary endpoints）
　項目4：主な副次評価項目の解析結果（key secondary endpoints）

　項目1は，方法（Methods）のセクションで言及した研究対象集団のうち，組入・除外基準を経て最終的に何名を解析に用いたのかを，1〜2文程度で明示する．続いて，この最終解析人数において，患者背景のうち主要なものを項目2として列挙する．通常は年齢，性別に関する情報は必須で，研究対象の疾患として一般的に重要とされる身体所見や検査所見，ならびにあとに続く主要評価項目・主な副次評価項目に関連する項目について，1〜2文で列挙する．その後，本研究の一番のメインとなる主要評価項目の解析結果を1文でバシッと書き上げ，加えて副次評価項目の結果として重要なものがあればピックアップして1〜2文程度追記する．ここまでで4〜8文程度，100〜150 words から多いときは 200 words ほどの分量になるものと思われる．

■ 方法に書いてない項目を結果に記載しない

　ここでのポイントは，方法（Methods）のセクションで書いていないものをいきなり結果（Results）のセクションで書かないことである．Methods のセクションには主要評価項目のことしか書いていないのに，Results になぜかそれまで一言も出ていなかった副次評価項目の話が出てきて，査読者を混乱させるような場面をよくみかける．往々にして，主要評価項目がよい結果ではなかったものの，何かしらの副次評価項目のひとつで有意差が出ており，それが突然結果に記載され強調され，そのまま研究全体の結論にもなってしまっているというパターンである．こうした記載は全体のつながり（coherence）がなくなるだけでなく，裏側の苦労が透けてみえるとはいえ，研究結果の報告の質としても，査読者の印象としてもよくないものになってしまう．ぜひこのあたりは注意して記載すべきである．

■ 主要評価項目は解析方法も書く

　主要評価項目については，統計学的な解析が行われていることが多いと思われる．この際，両群差や効果量，信頼区間（confidence interval：CI），P 値の3 項目があれば過不足なく記載しておくことをお勧めする．最近は P 値を書かずに信頼区間のみを記載する，あるいはもともとベイズ統計学を用いているので信用区間（credible interval のほうの CI）でよいという場合もあるが，特に学会側からの明示や禁止事項でなければ，わかっていながらもこの3 項目は追記しておいたほうが個人的にはよさそうに思っている．

■ 生成 AI 活用術 ― 4〜8 行，150 words で書いてもらおう

　では，Background，Methods と同様にテンプレートを利用して生成 AI に結果を出してもらおう．

You

海外学会に提出する英語抄録を作成しています．
提出する学会は，American Heart Association です．
結果（Results）の作成を，
・英文 4〜8 行程度
・全体で 150 words 程度でお願いします．

抄録に記載する情報は以下の通りです．
項目 1：組入・除外基準による研究対象の絞り込みと，最終解析人数の明示：HCM コホートに登録された 700 名のうち，50 名が除外基準に抵触して除外され，残った 650 名を研究対象とした．項目 2：患者背景（patient characteristics）：コホート全体の年齢の平均値（標準偏差）は 61（10）歳，女性は 38％．最大心室中隔壁厚の平均値（標準偏差）は 16（5）mm，心房細動の合併は 28％であった．
項目 3：主要評価項目の解析結果（primary endpoints）：1 年後の NT-proBNP について，治療 B を行った介入群は，治療 A を行った対照群と比較して，有意に介入群のほうが NT-proBNP 値が低かった（両群差 160pg/mL，95％信頼区間 50〜270，p<0.001）．
項目 4：主な副次評価項目の解析結果（key secondary endpoints）：（なし）

💬 **生成 AI**

Here's a draft of your Results section for submission to the American Heart Association:

From a cohort of 700 patients registered with hypertrophic cardiomyopathy (HCM), 50 were excluded based on predefined criteria, leaving 650 subjects for the final analysis. The cohort had an average age of 61 (SD=10) years, with 38% being female. The average maximal ventricular septal thickness was 16 (SD=5) mm, and 28% of patients had atrial fibrillation. In terms of the primary endpoint, at one year, the intervention group treated with Therapy B showed a significantly lower NT-proBNP level compared to the control group treated with Therapy A (mean difference, 160 pg/mL; 95% CI, 50-270; p<0.001). No key secondary endpoints were analyzed.

This abstract should be approximately 150 words, concise, and clearly communicates the main results of your study in line with the requirements of the American Heart Association.

[振り返り]

いかがだろうか．今回は key secondary endpoints の情報がないところまで律儀に組み込まれているので，最後の "No key secondary endpoints were analyzed" は余計な情報であり消去すべきである．また，年齢や心室中隔壁厚，NT-proBNP 値といった連続変数は平均値±標準偏差，あるいは中央値（四分位）の表記に変更してもよい．しかしながら，おおむね項目の内容を過不足なく含んだ Results が出力されたと思われる．

なお，冒頭にも言ったように，出力された結果の数値や語句が，研究者の意図を外れて書き換えられていないか十分に注意する必要がある．抄録であっても採択をされた場合は学術誌に掲載され，生成 AI が出力した文章を投稿した責任は著者自身にあるため，はからずも剽窃や捏造の疑いをかけられないようにすべきである．

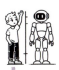 ## 生成 AI を超えろ!!

- ☑ 結果で書くべきことは，対象者の絞り込み方法とその人数，対象者の背景，主要評価項目，主な副次評価項目．
- ☑ 方法に記載のない評価項目に言及しない．対象で言及するなら方法で記載する．
- ☑ 主要評価項目は統計学的解析方法も明記する．
- ☑ 生成 AI で出力された数値は再確認！

12 結論（Conclusions）

■ Objectives を意識して書く

結論については，本章の冒頭で「目的（Objectives）と結論（Conclusions）の関係を意識する」と強調したので，この段階で結論がぶれることはもう少ないと思う．抄録における結論は，次の2つで構成し，全体で1〜2文で書くのがよい.

> 項目1：研究目的と対をなす本研究の結果を簡潔にまとめて再提示（主要評価項目の結果など）
>
> 項目2：その結果の臨床的意味合い（implication）と，今後の展開について（future perspective）

目的の部分で宣言した内容の答えを結論の1文目に書くことに異論はないであろう．医薬品・医療機器に関する第Ⅲ相臨床試験や検証試験など，この結果が承認申請などにおける最後の治験であれば，1文目で簡潔に結果を示して終了する結論はよくみかける．ただし，研究によっては次につながる発見があった場合，今回の研究だけではまだわかっていない部分を次の研究につなげたい場合，あるいは本研究がどのように臨床に活用できるかをより広く読者に理解してもらいたい場合などは，2文目に結果の臨床的意味合い（implication）を追加する．実はこの2文目の implication は意外と難しい．自分の研究に愛情を注ぎ込み過ぎてしまうあまり，今回の研究結果からだけでは導き出せない，非連続な論理の飛躍を伴う implication を書いてしまいがちな点である．なお，implication / future perspective を自分で考えて，よい1文をひねり出すのも研究における学術的な問いを養うトレーニングとしてとても大事（もうこの発言が老害かもしれない…）だったりするので，ぜひ読者のみなさんにもまずは自分の頭でやってみてもらいたい．それまでのすべての抄録内容を入力値

とし，臨床的意味合いと今後の研究の展開について，アイディア出しとして生成 AI に聞くという方法はある．

■ 生成 AI 活用術 ─ 2 行，30 words で書いてもらおう

 You
海外学会に提出する英語抄録を作成しています．
提出する学会は，American Heart Association です．
結論（Conclusions）の作成を，
・英文 2 行程度
・全体で 30 words 程度
でお願いします．
なお，2 行の内容は，項目 1．研究目的と対をなす本研究の結果を簡潔にまとめて再提示（主要評価項目の結果など），項目 2．その結果の臨床的意味合い（implication）と，今後の展開について（future perspective）です．
結論の記載の元となる情報は以下の通りです．
Background:
　［p.46-47 生成 AI 回答の Background を挿入］
Methods:
　［p.53-54 生成 AI 回答の Methods を挿入］
Results:
　［p.58-59 生成 AI 回答の Results を挿入］

💬 **生成 AI**
Based on the information provided, here's a concise conclusion for your abstract submission to the American Heart Association:

"This study confirmed that Treatment B effectively lowers NT-proBNP levels in hypertrophic cardiomyopathy patients compared to Treatment A, demonstrating a significant mean difference of 160 pg/mL at one year. These findings underscore the clinical potential of Treatment B and suggest further investigation into its long-term benefits and mechanisms."

This conclusion encapsulates the results in relation to the study's objective and discusses the clinical implications and future perspectives within the prescribed word and sentence limits.

［振り返り］
　いかがだろうか．出力された英語表現については賛否があるものと思われるが，それでも本研究で最も言いたかった結論の明示と，それに続くimplication（本研究が今後の臨床や研究にもたらす意義）のまとめ，という点は達成されている．

 生成AIを超えろ!!

☑ 1文目に目的への答えを書く．
☑ そのうえでimplicationとfuture perspectiveを必要に応じて書く．
☑ Implicationやfuture perspectiveはまずは自分で考えてみるのも研究のよいトレーニングとなる．

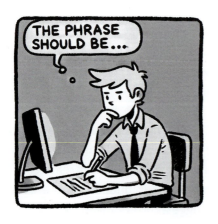

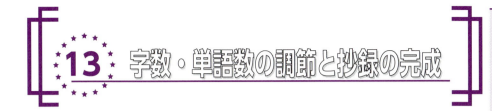

13 字数・単語数の調節と抄録の完成

■ 一番字数を調整しやすいのは Background

　字数（characters）・単語数（words）の調整は**全体の調整と個別のセクションの調整**の 2 つがある．抄録の中で，目的と結論が大事なのは先に述べた通りである．しかし，目的も結論も英文 1〜2 文（15〜30 words）で済む．**研究結果（Results）は一番大事かつ字数の調整が難しい**．そして，その結果を伝えるために必要な基礎情報を含む研究方法（Methods）も削ることのできる部分は限られる．すると，**一番字数の調整をしやすいのは研究背景（Background）**であり，ここから字数を調整するとやりやすい．また，略語の使用や 2〜3 単語の必要な慣用表現を 1 単語にしたりする作業も単語数削減には有用である．

■ 生成 AI 活用術 ─ 字数の調整はまかせろ

　ちなみに**字数の調整についてはこれまでのセクションでもやってきた通り，文章生成 AI が得意とするところ**である．投稿する学会の規定に従い，「英語で ○○○ words で出力してください」と書けば，重要度の高い単語を抜き出してすぐに字数の調整をしてくれる．ただし，プロンプトに指示した単語数通りとなっているかどうかは，著者自身が確認する必要があることはいうまでもない．
　それでは，これまで文章生成 AI が出力したものをまとめて，1 枚の抄録にまとめてみよう．今回は American Heart Association Annual Meeting（米国心臓協会年次総会）の実際の抄録投稿規定が，
　"Abstracts are limited to 2,500 characters (about 360-630 words)"
　であることから，こちらを使用してみよう．

You

海外学会に提出する英語抄録を作成しています．
提出する学会は，American Heart Association です．
この学会に採択されるレベルの英語抄録の作成をお願いします．
・文字数に関する投稿規定は以下の通りです．
"Abstracts are limited to 2,500 characters (about 360-630 words)."
・抄録のスタイルに関する投稿規定は以下の通りです．
"* Introduction/Background
* Research Questions/Hypothesis
* Goals/Aims
* Methods/Approach
* Results/Data (descriptive and inferential statistics)
* Conclusion(s)"
・抄録のもととなる研究の情報は以下の通りです．
Background:
　[p.46-47 生成 AI 回答の Background を挿入]
Methods:
　[p.53-54 生成 AI 回答の Methods を挿入]
Results:
　[p.58-59 生成 AI 回答の Results を挿入]
Conclusions:
　[p.61-62 生成 AI 回答の Conclusions を挿入]

 生成 AI

Here's a draft of an abstract for submission to the American Heart Association, tailored to their guidelines and based on the research information you provided:

Introduction/Background:
Hypertrophic cardiomyopathy (HCM) is a leading cause of sudden death in younger populations, characterized by ventricular septal hypertrophy. While Treatment A has been shown to be safe and effective for HCM, the efficacy of the newly developed Treatment

B remains undetermined. This study assesses the effectiveness of Treatment B in managing HCM.

Research Questions/Hypothesis:

We hypothesized that Treatment B would be more effective than Treatment A in reducing NT- proBNP levels, a biomarker associated with cardiac stress in HCM patients.

Goals/Aims:

The aim of this study was to evaluate and compare the efficacy of Treatment B with Treatment A in reducing NT-proBNP levels among HCM patients.

Methods/Approach:

Utilizing the A University HCM Cohort, this study examined the impact of Treatment B versus Treatment A on NT-proBNP levels in patients with HCM. Participants aged 18 and older were recruited from April 2020 to March 2023, excluding those with coronary artery disease. The primary outcome was the change in NT-proBNP levels from baseline at one year, analyzed using ANCOVA to control for age and gender.

Results/Data:

Out of 700 patients initially registered, 650 met the inclusion criteria. The mean age was 61 years (SD=10), with 38% female participation. Average maximal ventricular septal thickness was 16 mm (SD=5), and 28% had atrial fibrillation. After one year, the NT-proBNP levels in the Treatment B group were significantly lower than in the Treatment A group, with a mean difference of 160 pg/mL (95% CI, 50-270; p<0.001).

Conclusion(s):

Treatment B significantly reduces NT-proBNP levels in patients with HCM compared to Treatment A, with a notable mean difference of 160 pg/mL at one year. These results highlight the clinical potential of Treatment B and warrant further research into its long-term effects and mechanisms of action.

This abstract fits within the character limit and covers all required sections, providing a clear overview of your research and its implications.

いかがだろうか．海外学会の抄録規定に則った英語抄録が完成した．

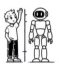 ## 生成 AI を超えろ !!

☑ 一番字数の調整をしやすいのは Background．
☑ パートごとに完成させた抄録を全部まとめて，字数の調整をしてもらおう．

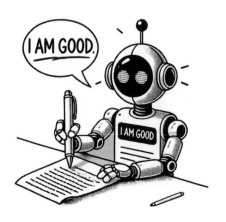

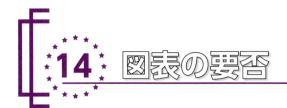

14　図表の要否

■ ずばり図表はあったほうがよい

　学会抄録を提出する場合，文字での抄録に加えて，**図表を1つまでアップロードして同時に提出できる場合がある**．図表は抄録の見栄えがよくなるが，図表も文字数として換算されるため，抄録の文字数と合わせて全体の文字数制限を超えないよう注意する必要がある．

　抄録に図表を載せるかの要否については，**査読側の立場でいえばあったほうがよい**．というのは，査読の際に目を配る順番として，タイトル，目的，結論ときて，次に図表に目が行くからである．この段階で結論を補完するような結果が明確に図表に示されていた場合，査読者の抄録の理解がぐっと深まったうえで，残りの抄録内容を確認することになる．つまり，**短時間で多数の抄録を評価しなくてはいけない査読者の大きな助けになるだけでなく，高評価にもつながりうる**と考える．もちろん，研究の内容によっては Methods や Results に文字数を割く必要があり，文字数制限的に図表を入れる余地がないこともある．しかし，そのような制約がないのであれば，抄録に図表を加えることを考えてみてはいかがだろうか．

　（近い将来，抄録を入れるとその内容を図表化してくれるような画像生成AIも出てくるだろうが，本書執筆時点ではあまり有用なものがない．みなさん，ここはがんばりどころだ．）

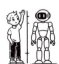 **生成AIを超えろ!!**

☑ 字数に余裕があれば，図表はあったほうがよい！

15 添削と推敲

■ 徹底的に見直し

　添削については，すでにここまでの項目で必要な校正を終えているので，ほとんど要らない状態になっているものと思われる．ここからは，セクションごとに作成した英文が，<u>全体としてつながり（coherence）のあるものになっているかどうかを確認する</u>のがよい．この段階で，「目的（Objectives）」の項で説明した細かい部分を再度見直し，可能であれば<u>指導者などに抄録全体を確認してもらうとよい</u>．

■ 剽窃の可能性を確認

　さらにいえば，文章生成AIを多用した場合は，<u>剽窃の可能性を評価しておく</u>ことが望ましい．これは参考文献をいっしょに提示してもらうだけでは十分に著者側で判断が難しい場合もあるため，可能であれば自施設が契約する，あるいは英文校正会社が提供する <u>iThenticate などの学術研究用の剽窃チェッカーを活用する</u>ことを勧める．

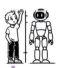 生成AIを超えろ!!

- ☑ 最後に全体のつながり，細部の見直しをしよう．
- ☑ 指導者にも確認をお願いしよう．

4章 英語口頭発表の準備に生成AIを使う

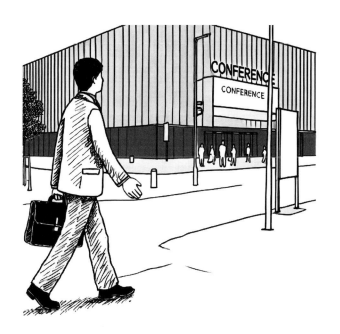

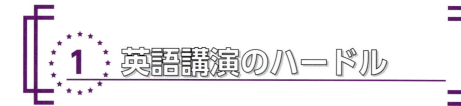

1 英語講演のハードル

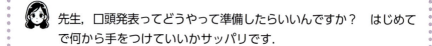

先生，口頭発表ってどうやって準備したらいいんですか？　はじめてで何から手をつけていいかサッパリです．

なるほどね，心配なのはよくわかるよ．実は，発表準備って，私たち研究者にとってめちゃくちゃ大事なんだ．ここでね，生成 AI を上手く使ってみるといいかもしれないよ．これが，発表の中身だけじゃなく，どう伝えるかにも役立つんだ．

え，生成 AI って話すための準備にも使えるんですか？

そうそう，たとえば英語で発表するときに，生成 AI が原稿をスッキリさせたり，聞きやすくしてくれるんだ．学術論文の文章と話すときの言い回しって違うから，生成 AI で作成した原稿をもっと話し言葉っぽく変えてみるといいんじゃない？

へぇ，それは便利そう！　でも，そのまま使って大丈夫なんですか？

いい質問だね．<u>生成 AI の提案をもらったら，自分のスタイルや研究に合わせてカスタマイズすることが大事</u>だよ．AI は便利だけど，最終的には自分で内容をチェックして，自分の研究のポイントを自分の言葉で伝えられるように練習あるのみだね．

わかりました，自分なりにアレンジして，聞きやすい発表を目指します！

 その調子！　生成AIをうまく使って，発表準備を助けてもらってね．でも忘れないで，最終的には自分の声で，自信を持って伝えることが何よりも大切だから．頑張って！

■ ポスター作成と当日の発表は別物

　海外学会での英語講演は，多くの研究者にとって大きな挑戦である．特に，これまで英語での発表経験がない方にとっては，海外の聴衆に向けて英語で発信することは大変困難に感じられるだろう．私自身も，英語が苦手であった．しかし，医師になってから3年間の米国留学を経験し，英語が研究領域で不可欠であることを実感した．留学中にコツをつかむことにより，研究面に関しての英語のアレルギーはずいぶん改善したように思う．

　しかし，準備をしっかりしないと，やはり英語発表はうまくいかない．私自身の準備不足のエピソードとして強烈に記憶に残っているのは，医師になって3年目のとき，神戸で開催された日本循環器学会での英語講演ポスター発表の経験である．ポスター作成は比較的スムーズだったが，当日の発表は別の話であった．原稿をざっと作って臨んだものの，緊張のあまり頭が真っ白になり，暗記していたはずの内容はすっかり忘れてしまい，何を話していたのかほとんど覚えていない．発表後は疲労と緊張の解放で体調を崩し，夜間救急センターを訪れる事態にいたった．保険証を見た当番の先生に「県外のお医者さんがどうしたの？」と言われたことを今でも覚えている．

　この経験から学ぶべきは，英語講演においては準備と練習が重要であること，そしてはじめての経験は常に難しいものの，それを糧に改善の余地があることである．私のような体調を崩すまでの経験をした人は少ないかもしれないが，これから英語講演に挑戦する方々にとって，この話から学ぶべき点は多いと思う．英語講演の障壁は乗り越えられるものであり，困難に直面したとしても，それは成長の過程の一部であると理解することが大切である．

　本章では，英語講演の心構えと準備方法を提供し，読者が自信を持って海外

学会での発表に臨めるよう支援することを目的とする．そして，生成AIを活用した英語講演の準備方法について詳しく説明したい．

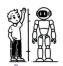

生成AIを超えろ!!

- ☑ ポスター・スライド作成と発表は別物である！
- ☑ 英語講演の障壁は準備と練習で乗り越えられる！
- ☑ 困難は成長の糧である！

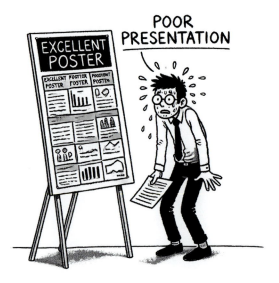

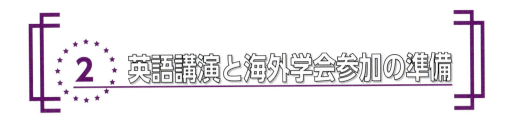

■ 英語講演は日本にいるときに始まっている

　海外での英語による講演は日本語の講演とは異なる．主な違いは，スライドと講演自体が英語であること，そして海外で行うための準備が必要となる点である．英語講演の成功の鍵はよく練られた読み原稿の執筆にあるが，渡航前の準備も重要である．

　英語の準備期間中にまず行うべきは学会登録である．抄録が承認されると，オンラインレジストレーションが始まる．学会によっては，早期登録で学会費が安くなることがある．学会会員であればさらに参加費が安くなる可能性があるため，費用の面で会員になったほうがお得かどうかを確認することが大切である．1回の費用を安く抑えることが，その後の学術活動継続の秘訣である．

　海外学会の場所は通常，事前に決定されている．日本からの直行便や乗り継ぎ便を利用してアクセスすることが多い．コンベンションサービスが飛行機とホテルのパックを提供していることもあるが，個別に予約するほうがトータルで安くなることも多い．旅行ルートやホテルを事前に確認し，コストを比較して最適な選択をすることが推奨される．最近の航空会社のWebサービスは進化しており，乗り継ぎの手配も容易であるが，Webで予約できないよりよい航路が存在する可能性があるため，航空会社に直接電話で問い合わせることも有効である．コードシェアの航空機の場合，予約を取る航空会社によって料金が大きく違うこともあるため，比較をしておいたほうがよい．海外ホテルの予約は，直接ホテルのサイトや予約サイトを利用することが一般的である．予約サイトを利用するとキャンセル料の融通が利いたりする利点がある．

■ 海外学会への参加は自己投資

　海外学会の参加費用を支援する研究機関や施設は限られていることから，多くの場合，海外学会参加は自己負担が必要になる．しかし，価値ある発表と学会参加のためには，この投資が重要である．海外での学会参加を成功させるためには，これらの準備が不可欠であり，それぞれのステップにおいて慎重な計画が求められる．

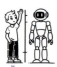 生成 AI を超えろ !!

- ☑ 英語講演成功のカギは「よく練られた読み原稿」である！
- ☑ 費用は安く抑えられる！　費用を安く抑えるのも学術活動継続の鍵である．
- ☑ 海外学会参加は自己投資である！

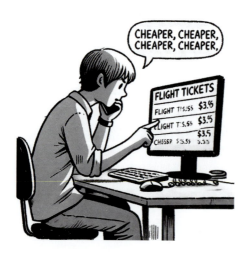

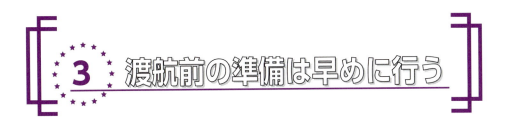

3 渡航前の準備は早めに行う

　パスポート申請を直前まで忘れていた，パスポートが有効期限切れだったなど，パスポートに関する確認不足はよく耳にする．他人事に思えるかもしれないが，渡航にあたってはパスポートの確認・事前準備は意識的に行ったほうがよい．

　海外での発表の際，最初の大きな関門は入国審査である．米国のような国では，**ESTA（Electronic System for Travel Authorization）の登録など特定の手続きが必要**であり，似たシステムがカナダ，EU（欧州連合），オーストラリア，韓国にもある．その他の国々でも入国ビザが必要な場合がある．**入国書類の申請は早めに行う必要がある**ことが多いため，申請可能な期間や締切について事前に確認しておくことが重要である．

　入国時には目的を正直に申告することが大切である．英語が苦手ということで，観光目的として申告する発表者がいることを耳にするが，実際には医療会議への出席（ビジネス）が目的である場合，その事実を正確に伝えるべきである．

　私自身の経験として，**米国入国時に別室に連れて行かれた**エピソードがある．それも1回ではない．これは，指紋認証で別の人物の写真が表示されるという問題が発生したためであった．はじめての米国訪問時に上司と続けて入国手続きを行った際，どうやらデータの登録に混乱が生じたようである．この問題が解決されたあと，入国時に問題が起こることはなくなったが，連続して止められた経験は今でも印象に残っている．

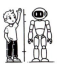 **生成 AI を超えろ‼**

- ☑ 入国書類は早めに準備する！
- ☑ 入国審査は正直に答える！

4章　英語口頭発表の準備に生成AIを使う

4 海外学会ではネットワーキングを楽しむ

■ コミュニケーションを積極的に

　海外学会への参加は個人のアプローチによって異なる．はじめての参加者は通常，上司や先輩について学ぶことから始めるが，慣れてくると自分の興味に基づいてセッションを選ぶようになる．海外学会は日本の学会とは異なり，いくつか特有の見るべきポイントがある．たとえば，日本未承認の医療機器を実際に触ってみることができるブースや，日本未発売の新薬の宣伝などを聞くことができ，少し先の未来を体験できる．ブースの規模も米国や EU の学会であれば日本よりも大きいことが多いため，その迫力には圧倒されるだろう．

　海外学会の最大のメリットはネットワーキングであろう．現地での人との交流は，電子メールやオンラインのやりとりだけでは得られない強いつながりを築くことができる．実際に会ったことがあるかどうかは，将来のコラボレーションの機会に大きく影響する．また，学会は留学の機会を探すための絶好の場でもある．メールでのやりとりだけでは反応が得られにくいことが多いが，学会で直接会い写真をいっしょに撮るなどしてお互い親しみを感じることができれば，のちのメールの返信率は大幅に向上する．海外留学を考えている場合は，学会で積極的に留学先のラボのボスにアプローチすることが推奨される．これは，将来の留学に非常にポジティブな影響をもたらすだろう．最新の研究テーマに触れ，新しい知識やインスピレーションを得ることが，学会参加のもたらす楽しみのひとつである．

　また，海外留学中の日本人との交流も貴重な体験である．彼らは一般的に非常にポジティブで，やる気に満ちており，彼らとの会話はモチベーションの向上につながる．そんな彼らに対して，日本から持参する小さなお土産は，コミュニケーションを円滑にし，好印象を与える．日本人留学生に対しては特に留学中なかなか手に入らない和菓子などが喜ばれる．将来，もし自分が海外に留学した際にも同じような厚意を受ける可能性も高まる．

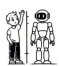

生成AIを超えろ!!

- ☑ ポジティブな気持ちで現地の人と交流する！
- ☑ 実際に会うことでその後の交流は飛躍的に効率化する．工夫をして好印象を与えよう！

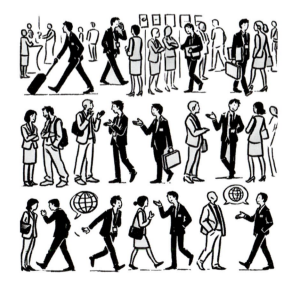

4章　英語口頭発表の準備に生成AIを使う

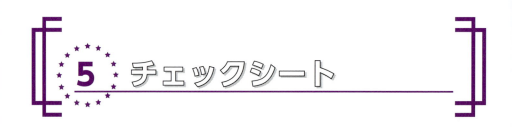

5 チェックシート

　以下に海外学会発表時のチェックシートをまとめた．学会発表が決まるメールを受信したらすぐに確認しよう．

- ☐ **公式 Web サイトでの情報確認**：学会の公式 Web サイトにアクセスし，自分の発表日時と合わせて全日程・場所を確認する．
- ☐ **Early registration を確認**：多くの場合，学会登録には早期割引がある．その条件，割引率，申し込み締切日などをチェックする．
- ☐ **会員特典を確認**：学会員であれば，特典や割引を受けられる可能性がある．
- ☐ **発表や参加に関する情報を確認**：事前にプレゼンテーションスライドやポスターをアップロードする学会も多い．開催地の印刷会社にポスター印刷を頼めるサービスを使えば日本からポスターを運ぶ手間がなくなる．
- ☐ **宿泊施設の手配**：学会期間中の宿泊施設の予約は早いほうが安い．
- ☐ **交通手段の計画**：学会会場への移動手段や現地での交通手段の計画を立てる．海外の空港は意外にアクセスが悪いところもある．
- ☐ **予算計画**：学会参加にかかる費用負担について所属施設の責任者と確認する．
- ☐ **セッションやネットワーキングの計画**：事前に参加者リストやスピーカーリストを確認し，コンタクトを取りたい人物を特定しておく．

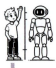 **生成 AI を超えろ!!**

☑ チェックシートを使って，学会出張を成功へ導こう！

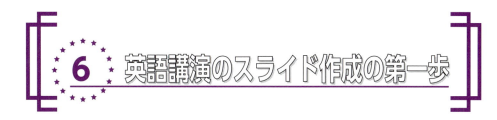

6 英語講演のスライド作成の第一歩

ちょっと GPT (Great Perfect Teacher) に聞いてみよう！

 えー，あー，ワタクシノ今回ノ研究ハ，

 何やってるの？

 あ，恥ずっ．今度の学会での発表のこと考えてたら，ちょっと声に出てしまったようです．

 えらいじゃない．何考えてたの？

 学会って，ある程度多くの人に見て，聞いてもらうわけなので，いつもの発声法だと聞きづらいですよね．だから，きちんとアナウンサーみたいな話し方がいいのかなと思って．

 えらいハードル上げたね！　いや，アナウンサーのようにとまではいかないけど，確かに学会というシチュエーションにあった話し方が必要だね．生成 AI を使って練習することもできるよ．

 生成 AI にですか？　どんなふうに練習できるんですか？

 たとえば，発表の練習をするときに生成 AI を聞き手にして，フィードバックをもらうんだ．ディクテーション機能を使って，生成 AI に発表の言い回しを評価してもらうとかね．

4 章　英語口頭発表の準備に生成 AI を使う

それ，めっちゃいいアイディアじゃないですか！ 実際にフィードバックをもらえるんですね？

そうそう．これで，教授や先輩の目からはみえないような新鮮な視点を得ることができる．全部の発表に使うのは大変だけど，ポイントを絞ったアドバイスはとても役立つよ．

学会で試してみることはできますか？

それも面白い試みだね．学会で生成 AI を使ったフィードバックセッションを設けるとか．ただし，ちゃんと評価基準を設定しておかないとね．これが，発表をよりよくするための新しい道かもしれないね．

早速試してみたいです！ 私たちの研究発表にも使えそうですね．

まさにその通り！ 将来的には，これを発表の準備の一環として取り入れたらいいね．日本語の発表でも，間や抑揚をチェックできれば，もっと具体的なアドバイスがもらえるだろうね．

それ，すごく役に立ちそうです．広まって欲しいですね．

確かにね．感情分析を取り入れたフィードバックも面白そうだよ．発表者の意図と聴衆の反応を深く掘り下げられるかもしれないから，研究で試してみる価値はあるよ．

■ まずは形式から入る

　英語講演用のスライド作成の第一歩は，適切なフォーマットの選択から始まる．学会によって，指定されたタイトルスライドや背景スライドが提供されているため，これらを利用することが重要である．プレゼンテーションのガイドラインやルールは，学会の Web サイトなどで確認し，これに従ってスライド

を作成する．

　発表のスライドは，基本的に抄録の内容を踏まえて作成される．抄録は公式文書であり，オンラインやプリントで広く公開されるため，発表内容が提出した抄録から大きく逸脱すると問題となることがある．追加の解析によって結果が変わる場合は，その理由を冒頭で説明することが不可欠だ．

■ スライドはあなたの味方であり，武器である

　効果的なプレゼンテーションのためには，スライドを複数のパートに分けて構成することが重要である．各パート（Background, Methods, Results, Discussion, Conclusions）で内容をしっかりとまとめ，それぞれのパートを 2～3 枚程度で説明する．通常，プレゼンテーションでは 1 枚のスライドに 30 秒から 1 分の時間を割り当てるのが一般的で，10 分の発表では 10～20 枚前後のスライドが適切である．

　そして，英語講演用のスライドにはイラストや図解を多用することが有効である．これにより，聴衆の注目を集め，視覚的な理解を促進することができる．また，英語の発音やスピードが非ネイティブである場合，スライド上のテキストが聴衆の理解を助ける．英語でのキーポイントや要約をスライドに英語で記載し，プレゼンテーションの内容を明確に伝えることが大切である．

　これらの基本を踏まえたうえで，生成 AI の活用に進むことでより効果的で魅力的な英語講演の準備が可能になる．スライドの初稿作成から，言語の精緻化，プレゼンテーションのリハーサルまで，生成 AI は多方面でサポートを提供できる．

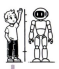 生成 AI を超えろ!!

☑ 学会 Web サイトでスライドのフォーマット，プレゼンテーションのルールを確認する！
☑ イラストや図を多用して，注目を集めるとともに，聴衆の理解度を上げるスライドを作ろう．

Column
AIを活用した発表練習の新しい形：LoRAを使った方法

　LoRA (Low-rank Adaptation) とは，AIモデルの一部を効率的に調整して特定のスタイルや目的に適応させる技術である．これを用いることで，生成AIを「模擬聴衆」として活用することが可能となる．生成AIの文字起こし（ディクテーション）機能を使用することで，発表の言い回しなども詳細に評価できる．自分とは異なる新鮮な視点からの助言を得られることも，この手法の大きな利点である．発表の質を高める具体的な改善点も，AIに聞いてみることができる．発表時の間や抑揚のチェックはもちろん，内容のわかりやすさについても，詳細な評価を受けることが可能である．明確な評価基準（学会発表にふさわしい，XX人の聴衆の前で行う，などの条件）を設定することで，より具体的な反応を受けられる．

　将来的には学会の若手研究者奨励賞などのコンペティションのセッションで，プレゼンテーションをAIに評価させる時代がくるかもしれない．AIは適切なプロンプトを使えば，一定の基準での評価を出してくれるはずだ．ただそうなると，AIをハッキングして，よい評価を得ることも可能になるかもしれないが…．

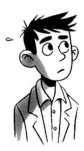

LoRA IS A TECHNIQUE FOR AI.
ROLA IS A CELEBLITY.
IS LoRA PRETTY?
ROLA IS AI??

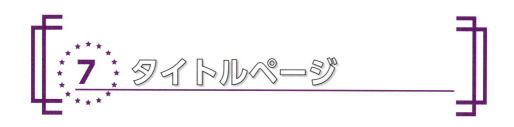

7 タイトルページ

　まずはタイトルページの作成である．研究の講演発表であるので，色遣いはシンプルなほうがよい．**セッション名，タイトル，発表者名および共著者名，所属施設名の順で記載する．**

　フォントサイズはバランスを考えればよいが，**メインテキストの理想の大きさは 24〜28 ポイント**である．聴衆に読ませるための文字に 20 ポイント未満の文字は極力使わない．文字を途中で変えたり，色を変化させたりすることは強調になるが，読みにくい場合も多いため研究発表では避けたほうが無難である．

　フォントは学会指定がある場合はそれに従う．なければ太めの文字がよい．日本語であれば筆者は Meiryo（メイリオ）が好きだが，英語であれば **Arial** を好んで使っている．なお，しっかり読ませることを意図して書かれる英語論文では Times New Roman を使うことが一般的である．

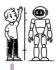 **生成 AI を超えろ!!**

- ☑ セッション名，タイトル，発表者名および共著者名，所属施設名の順で記載する！
- ☑ 読みやすい太めのフォント，文字の大きさ（24〜28 ポイント）を選ぶ！

4 章　英語口頭発表の準備に生成 AI を使う

8 利益相反（COI）

■ 基準を確認して正直に記載

　発表における利益相反（conflict of interest：COI）とは，**発表者が学術的な判断や発表内容に影響を及ぼす可能性のある個人的な金銭的，職業的，またはその他の利益関係を持っているか否かを示すもの**である．具体的には，金銭的利害関係，職業的・組織的関係，知的利害関係があげられる．**COI がまったくない人間は基本的に存在しないため**（誰もが社会の中で生きている），各学会で開示するべき COI の基準（特定の金額以上の収入や株式の保有など，具体的な基準）が決められている．たとえば，日本循環器学会の発表に際して開示すべきCOI は以下の①〜⑨である．

---

①consultation fees

②stock ownership/profit

③patent fees

④remuneration for lecture

⑤manuscript fees

⑥trust research/joint research funds

⑦scholarship fund

⑧affiliation with endowed department

⑨other remuneration such as gift

日本語で説明すると以下の通り．（※1）

①顧問料：企業や営利を目的とした団体の役員，顧問職などの有無．1 つの企業・団体から年間 100 万円以上のものを記載

②保有株・利益：株の保有と，その株式から得られる利益．1 つの企業の 1 年間の利益が 100 万円以上，あるいは当該株式の 5％以上保有のものを記

—— 84 ——

載

③特許使用料：企業や営利を目的とした団体から特許使用料として支払われた報酬．1つにつき年間100万円以上支払われたものを記載

④講演料：企業や営利を目的とした団体から会議の出席（発表）に対し，研究者を拘束した時間・労力に対して支払われた日当，講演料など．1つの企業・団体からの年間合計50万円以上支払われたものを記載

⑤原稿料：企業や営利を目的とした団体からパンフレットなどの執筆に対して支払われた原稿料．1つの企業・団体から年間合計50万円以上支払われたものを記載

⑥研究費：企業や営利を目的とした団体が提供する研究費（委託受託研究，共同研究）など．1つの企業・団体から年間合計100万円以上支払われたものを記載

⑦寄附金：企業や営利を目的とした団体が提供する奨学寄付金（奨励寄付金）などの有無．1つの企業・団体から年間合計100万円以上支払われたものを記載．

⑧寄附講座：企業や営利を目的とした団体が提供する寄付講座：企業などからの寄付講座に所属している場合に記載

⑨その他：研究とは無関係な旅行，贈答品など．1つの企業・団体から年間5万円以上支払われたものを記載

　見てわかる通り，具体的な金額の基準があるため，自身の確定申告などを確認のうえ，毎年まとめていくとよい．

　ほとんどの学会では発表の冒頭にCOIの開示が要求される．研究の透明性を確保し，潜在的なバイアスを明らかにするために重要である．発表前に学会におけるCOIに関するルールについては事前に調べ，各学会が指定する形式に従って適切な開示を行うことが不可欠である．

■ 生成AI活用術 — 英語にしてもらおう

　COIについては，自身で把握している金銭的な報酬について日本語でまとめたのち，生成AIに学会のCOIルールに関する情報を提供し，適切な形式での開示方法を作成してもらう．もちろん，自身で作ってもよいのだが，英語化するのが面倒な場合は楽である．

You

学会発表の conflict of interest をお願いします．すべて英語で記載してください．
学会の要件は以下の通りです．
金額そのものは記載せず，企業・団体名などだけ記載してください．

［海外学会であれば以下のプロンプト］
Please create a Conflict of Interest statement for a conference presentation. All details should be in English. The requirements for the conference are as follows.
Do not include any monetary amounts in the COI statement.
Only mention the names of companies or organizations."

［p.84 の※1 を引用］
私の COI は以下の通りです．
　顧問料（100 万円以上）：なし
　保有株（100 万円以上）：なし
　特許使用料（100 万円以上）：なし
　講演料（50 万円以上）：X 製薬より 60 万円，Y 製薬より 50 万
　原稿料（50 万円以上）：Y 江堂より 50 万円
　研究費（100 万円以上）：Z 株式会社より 100 万円
　寄付金（100 万円以上）：W 株式会社より 400 万円
　寄附講座：なし
　その他：なし
［注：各学会で用意されているフォーマットをコピーして挿入する］

出来上がったものがこちら．

 生成 AI

Certainly! I'll create a Conflict of Interest (COI) statement for your academic presentation based on the information you provided. The statement will be in English and will follow the required format, listing only the names of the companies or organizations without specifying the amounts. Here's the COI statement:

① Consultation fees: none
② Stock ownership/profit: none
③ Patent fees: none
④ Remuneration for lecture: X Pharmaceutical, Y Pharmaceutical
⑤ Manuscript fees: Y Publishing
⑥ Trust research/joint research funds: Z Corporation
⑦ Scholarship fund: W Corporation
⑧ Affiliation with Endowed Department: none
⑨ Other remuneration such as gifts: none

COI 声明の内容を確認し，必要に応じて調整を行う．

［振り返り］
　日本語から英語の文字を作る際には上手にいかないこともある．その際にはプロンプトの原則として，**出来る限りシンプルな指示にする**とよい．たとえば，今回の COI 作成において，最初に 10 万円程度の報酬を入れた日本語の情報を入力してしまうと，**100 万円未満を記載しないという条件を書いても，それに反応せずに，10 万円の COI も記入した回答が出来上がってしまう**．入力情報をどう選ぶかの判断が重要である．

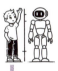 ## 生成 AI を超えろ !!

- ☑ 開示する COI の基準を確認する．
- ☑ 学会が用意した記載例などを例示したプロンプトを作成する．
- ☑ ハルシネーションに注意して，入力情報の判断，回答の解釈を行う．
- ☑ 各学会に具体的な金額の基準があるため，自分の報酬は正確に把握しておく．

9 背景 (Background)

■ この研究がいかにすばらしいかを語る

　研究プレゼンテーションにおいて，方法と結果が中心的な要素だが，聴衆にプレゼンテーション全体の理解を深めてもらうためには，背景と研究目的の提示が極めて重要である．背景では，研究がなぜ必要なのか，新規性は何か，どのような結果を期待しているのかを明確に伝える必要がある．これにより，研究の意義と目的が聴衆に理解され，全体の流れがスムーズになる．

　背景スライドは通常1枚から2枚のスライドでまとめるのが一般的である．学会の専門性に応じて，背景情報のレベルを調整する必要がある．たとえば，循環器系の学会では基本的な循環器知識は省略し，一般内科系の学会では循環器の最新治療法に関することについて，その背景説明が必要になるだろう．また，研究の背景には，発表の時点での最新の研究結果や知見を含めることが大切である．プレゼンテーションのために，最新の論文や研究動向をリサーチし，背景情報に反映させる必要がある．

　背景スライドには，1つか2つの図表を含めることが推奨される．これにより，視覚的な理解を助け，文字情報だけでなく図を通じての理解を深めることができる．一方，アニメーションは効果的に使用することで理解を助けるが，使い過ぎると画面が見にくくなるため，特に海外学会では最小限の使用としたい．

　研究目的は結論と密接に関連している必要がある（目的と結論の coherence）．プレゼンテーションの流れをスムーズにするために，目的と結果が対応していることを明確に示そう．

■ 生成 AI 活用術 — スライドに記載するテキストを作ってもらおう

　生成 AI は，研究の背景として必要な情報を整理し，適切な文脈で提示するのに役立つ．最新の研究動向や関連する論文について情報を収集し，プレゼンテーションの背景に反映させるときにも使いやすい．イラストなどの視覚的な資料は生成 AI を使っても用意可能であるが，クセの多い画像ができやすいため，お気に入りのフリー素材サイトを探しておくと便利である．

　生成 AI には，研究の目的を明確かつ簡潔に表現する記述を作ってもらう（プロンプト中の背景（Background）の文言は仮想のもの）．

 You

あなたは医療分野に精通した執筆者です．
以下は，American Heart Association での私の学会発表の抄録からの背景部分です．［注：対象学会名］

Background:
To assess the accuracy of new guideline algorism (GL) for the evaluation of left ventricular diastolic function, we addressed the diagnostic value of GL for the detection of elevated left atrial pressure, in comparison with our comprehensive evaluation
［注：抄録から抜き出してコピー］

このテキストに合った 2 枚の「背景」スライドを作成したいです．1 枚目のスライドは一般的な知識に関するものです．2 枚目のスライドは，現在の理解の限界と本研究の必要性に関するものです．
［注：2 枚でまとめるときにはこの形で．3 枚，4 枚というときはそれぞれに合わせてプロンプトで指示する］
背景のサンプルテキストを英語で書いてください．
［注：「サンプルを作ってください」というと，具体例が出てくるため使いやすい］

4 章　英語口頭発表の準備に生成 AI を使う

生成 AI

Creating two "Background" slides for a presentation based on your abstract involves summarizing the key points in a concise and informative manner. Here are sample texts for each slide:

Slide 1: General Knowledge
Title: Understanding Left Ventricular Diastolic Function
Content:
Definition: Left ventricular diastolic function refers to the phase of the cardiac cycle when the left ventricle relaxes and fills with blood.
Importance: Proper diastolic function is crucial for efficient heart performance and overall cardiovascular health.
Evaluation Methods: Traditionally, the evaluation of left ventricular diastolic function involves echocardiographic parameters and clinical assessment.
Challenges: Accurate assessment is critical for diagnosing and managing heart conditions, yet it remains complex due to varying patient factors and measurement intricacies.

Slide 2: Limitations of Current Understanding and Necessity for This Study
Title: The Need for Improved Diagnostic Approaches
Content:
Current Limitations: Existing methods to evaluate left ventricular diastolic function have limitations in accuracy, complexity, and applicability across diverse patient populations.
Impact of Inaccurate Assessment: Misdiagnosis or delayed diagnosis can lead to suboptimal patient care and outcomes in cardiovascular diseases.
New Guideline Algorithm (GL): Introduction of a new guideline algorithm aims to enhance diagnostic accuracy and simplicity.
Study Objective: This study assesses the efficacy of the new GL in

detecting elevated left atrial pressure, comparing it with a comprehensive evaluation approach.
Significance: Improved diagnostic tools are essential for timely and accurate management of cardiac patients, leading to better clinical outcomes and quality of life.

［振り返り］
よくまとまっているため，それぞれから必要な部分を抜き出して，スライドに使用するとよい．さらに英語のレベルの調整やサマライズしたいときなどは追加のプロンプトを入力していくと，よりよい回答が得られるだろう．

 生成 AI を超えろ!!

- ☑ 背景は，その研究の必要性，新規性，期待される結果などを伝えるパートである．
- ☑ 背景のスライドは 1〜2 枚．
- ☑ 抄録の背景からスライドに記載するテキストのサンプルを生成 AI に考えてもらう！

4章　英語口頭発表の準備に生成 AI を使う

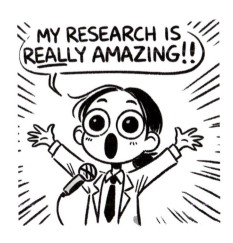

— 91 —

10 方法（Methods）

■ 再現性のある研究であることをわかりやすく提示

　英語でのプレゼンテーションにおける「方法」セクションでは，詳細過ぎる説明は必要ない．たとえば，外注した採血の解析会社や使用したエコー機器の具体的なモデルなどは，特に重要でない限り詳しく説明する必要はない．これらの情報は，プレゼンテーションの流れを妨げることがあるため，必要最低限の説明にとどめることが望ましい．

　一方で非常に重要なのは，どのような症例をどのような方法でリクルートしたかを明確にすることである．この部分は，聴衆が研究の再現性を判断するうえで不可欠な情報となる．研究の信頼性と透明性を保つためにも，この情報は詳細にかつ明瞭に提示する必要がある．

　研究のグループ分けを説明する際には，グループの名前が直接的にその内容を表すものであるべきである．たとえば，病気が関係する研究において，「グループ A」「グループ B」という曖昧な表現を避け，「group with XX disease」「group without XX disease」のように具体的かつ明瞭な名前を用いることが推奨される．これにより，聴衆が容易にグループの特性を理解し，混乱を避けることができる．

　方法においても，イラストや画像を積極的に使用することが効果的である．特に，患者のリクルートプロセスを示すチャートなどは，視覚的に情報を伝えるのに有効である．これにより，聴衆が研究設計をより簡単に理解し，情報の取り込みが容易となる．

　ほとんどの場合，統計解析の詳細をプレゼンテーションで詳しく説明する必要はない．特別な統計手法を使用していない限り，統計解析の基本的なアプローチを簡潔に説明するだけで十分である．結果の信頼性や有意性を示すために必要な情報のみを提供し，過度な技術的詳細は避けることが望ましい．

　以上のポイントを踏まえることで，英語でのプレゼンテーションにおける研

究方法のセクションを効果的に構成し，聴衆に研究の重要な側面を明確かつ効率的に伝えることができる．

生成 AI 活用術 ― 取捨選択してもらおう

　<u>生成 AI を使用して研究方法（Methods）に関連する情報を整理し，必要な詳細と不要な詳細を区別する</u>．どのような症例をどのような方法でリクルートしたかという情報を，明瞭かつ簡潔に表現するのに役立つ．表記についても迷った場合は個別に聞くことがよいだろう．

　生成 AI には，Abstract のテキストから Methods のスライド 3 枚分のテキストを考えてもらう［プロンプト中の方法（Methods）の文言は仮想のもの］．

 You
あなたは医療分野に精通した執筆者です．以下は，American Heart Association での発表の私の抄録の Methods の部分です．

Methods: From our echocardiography data base in 2024, 2764 patients with diastolic dysfunction without tachyarrhythmia and mitral valve disease were recruited. Patients were appropriately classified into normal left atrial pressure and elevated left atrial pressure groups by comprehensive evaluation. Then, we tested the accuracy of guideline.

3 枚の「方法」スライドをこのテキストに合わせて作成したいです．1 枚目は研究対象のスライド，2 枚目は左房圧に関するガイドラインのスライド，3 枚目はガイドラインと包括的評価の比較に関するスライドです．サンプルとなるテキストを英語で書いてください．

💬 **生成 AI**
Certainly! I'll create sample texts for three "Methods" slides based on the extract from your abstract. These texts are intended to be concise yet informative, suitable for presentation slides.

Slide 1: Study Population
Title: Study Population Selection
Content:
Database Source: Echocardiography Data Base, 2024
Criteria for Inclusion:
Diastolic dysfunction patients
Absence of tachyarrhythmia
No mitral valve disease
Total Participants Recruited: 2,764
Objective: To analyze the diastolic dysfunction in absence of other influencing cardiac conditions

Slide 2: Guidelines for Left Atrial Pressure
Title: Evaluation Guidelines for Left Atrial Pressure
Content:
Focus: Differentiating Normal and Elevated Left Atrial Pressure
Methodology:
Use of established clinical guidelines
Criteria for normal vs. elevated pressure categorization
Importance: Critical in determining the severity and management of diastolic dysfunction
Goal: To ensure accurate and standardized assessment

Slide 3: Guidelines vs Comprehensive Evaluation
Title: Comparing Guidelines with Comprehensive Evaluation
Content:
Objective: To test the accuracy of existing guidelines

Approach:
Comprehensive evaluation of left atrial pressure in patients
Cross-referencing with guideline-based classifications

Key Points:
Comparison of diagnostic accuracy

Identification of potential discrepancies
Insights into the effectiveness of current guideline methodology

［振り返り］
　それぞれのスライドに必要と思われる項目について並べてくれている．この中から**取捨選択し，スライドに張りつけよう**．そこから，必要な図を用意し，スライドに追加すると見やすい Methods のセクションが出来上がる．

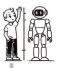 生成 AI を超えろ‼

- ☑ 方法は，どのような症例をどのような方法でリクルートしたかを伝えるパートである．
- ☑ 細部にこだわるのではなく，研究の再現性を聴衆にわかりやすく伝えることがキモである．
- ☑ 背景のスライドは 3 枚程度として，生成 AI に要素ごとにスライドに記載するテキストを考えてもらおう．

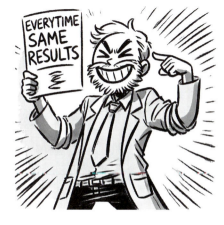

11 結果（Results）

■ わかりやすいことが重要．視覚的に訴えよう

　プレゼンテーションにおける結果セクションは，**できるだけシンプルかつ明瞭にする**ことが重要である．**複雑な分析や細かいデータの羅列は避け，聴衆が容易に理解できるように内容を絞り込む**ことが求められる．論文のように年齢や性別だけでなく，背景疾患などのすべての指標を詳細に掲載することは適切ではない．患者背景を記述する際にテーブルを使用する場合は，視覚的に見やすいように制限を設けることが大切である．理想的な**テーブルは横 6〜7 行まで，縦 3 列までに限定する**ことが望ましい．これにより，情報の過負荷を防ぎ，聴衆が重要なデータに集中できるようにする．

　結果セクションに代表例を含めることは有効である．具体的な事例を提示することで，聴衆が結果をより理解できるようになる．特に，画像や事例を通じて結果を示すことは，データの解釈を容易にし，より印象深いプレゼンテーションにつながる．

　結果でも図を使うことは有効であり，**棒グラフや散布図などのグラフは実データを効果的に伝える．数字だけで結果を伝えると，視覚的に魅力がなく理解が難しくなる**ため，可能な限り視覚的な資料を活用することが推奨される．たとえば，**オッズ比などの数字だけでも示すことのできる統計的な結果も図で表現する**ことを検討する．

　これらの指針に従って結果セクションを構築することで，聴衆に対して明瞭で理解しやすい結果の展開が可能になる．重要なのは，情報を簡潔にし，視覚的に理解しやすい形で提示することである．

■ 生成AI活用術 ─ 使うべき図の種類も提案してもらおう

生成AIを使って，結果のデータを整理し，重要な情報を簡潔に提示する．**データを効果的に視覚化するためのグラフや図の種類について生成AIに提案を求める**ことも可能である．

生成AIには，AbstractのテキストからMethodsのスライド3枚分のテキストだけでなく，適切な図の種類を提案してもらう［プロンプト中の結果（Results）の文言は仮想のもの］．

 You

あなたは医療分野に精通した執筆者です．以下は，American Heart Associationでの発表の私の抄録のResultsの部分です．

Results were shown in the figure. Prevalence of patients with elevated left atrial pressure was 8%. The guideline identified only 106 (48%) patients from patients with elevated left atrial pressure by our comprehensive evaluation. Concordance between two methods was low (Kappa=0.39).

このテキストに合った3つの「結果」スライドを作成したいです．1枚目は臨床的特徴に関するもの，2枚目は患者の有病率に関するガイドライン，3枚目は2つの方法の一致度に関するスライドです．
結果のサンプルテキストと図を英語で簡潔に書いてください．

 生成AI

Slide 1: Clinical Characteristics
Title: "Clinical Characteristics of Patients with Elevated Left Atrial Pressure"
Sample Text:
"Study included a comprehensive evaluation of patients suspected of elevated left atrial pressure."
"Diverse patient demographics and clinical histories were consid-

ered."
"8% prevalence of elevated left atrial pressure observed in the study cohort."
Figure:
A pie chart showing the distribution of patients with elevated left atrial pressure.
Include segments representing key demographic factors (age, gender, comorbidities).

Slide 2: Guidelines for Prevalence
Title: "Guideline Efficiency in Identifying Elevated Left Atrial Pressure"
Sample Text:
"Current guidelines identified 48% of patients with elevated pressure, as per our comprehensive evaluation."
"106 out of 220 patients with elevated pressure were correctly identified by the guidelines."
"Highlights potential gaps in current guideline criteria."
Figure:
A bar graph comparing the number of patients identified by guidelines versus those identified through comprehensive evaluation.
Highlight the difference to emphasize the gap.

Slide 3: Concordance Between Two Methods
Title: "Concordance Between Guideline Identification and Comprehensive Evaluation"
Sample Text:
"Low concordance observed between guideline-based identification and comprehensive evaluation (Kappa=0.39)."
"Suggests variability in patient identification methods."
"Emphasizes the need for revised or additional criteria in guidelines."
Figure:
A Venn diagram showing the overlap between patients identified

by guidelines and comprehensive evaluation.
Include Kappa statistic as a key point.

［振り返り］
　スライドタイトルから本文に使えそうなテキストまで出力された．内容として必要な部分を使うとよい．また，スライドに使える図表の提案もしてくれている（各スライドの Figure: 以降）．こちらは手持ちのデータを使い，自分で作るようにしよう．生成 AI は多くの場合，文章作成の補助としての使用は認められているが，画像生成についてはまだ学術界ではハードルが高いように思う．

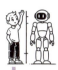 生成 AI を超えろ !!

- ☑ 複雑な記載は避け，わかりやすく内容を絞り込む．
- ☑ 視覚的効果の向上のために図表や代表例を提示しよう！
- ☑ 生成 AI に用いるべき図表の形式を相談しよう！
- ☑ 図表は自分で作る！

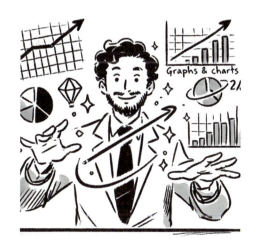

12 考察・結論 (Discussion/Conclusions)

■ 過去の研究と比較する

考察の最初のステップとして，本研究で得られた結果を過去の研究と比較することが重要である．これにより，研究結果の意義と新規性を明確にすることができる．関連する最新の研究データを引用することで，議論の信頼性と再現性を高める．

■ 研究結果のメカニズムや理由を説明する

次に，なぜそのような結果になったのか，そのメカニズムや理由を論理的に説明する．これには研究デザインやデータ解析の詳細が含まれる場合がある．簡潔でわかりやすい考察を目指し，基本的には抄録集に書かれた文章をもとに展開する．また，考察では，結果基づいていない結論は避けるべきである．

■ 生成 AI 活用術 — 研究の新規性や意義を再検討してもらおう

生成 AI は研究結果を既存の研究や理論と比較する際の分析を支援し，新規性や意義の強調の表現を教えてくれる．また，メカニズムについての論理的な説明を作成する際の支援も可能である．これをトライしてみよう．

生成 AI には，上記のポイントに基づいて，Abstract のテキストから Discussion のスライド 2 枚分のテキストを考えてもらう（プロンプト中の Abstract の文言は仮想のもの）.

—— 100 ——

You

あなたは医療分野に精通した執筆者です．以下は，American Heart Association（米国心臓協会）でのわれわれの学会発表の抄録です．

Background:
［p.89 YOU のプロンプトの Background を挿入］
Methods:
［p.93 YOU のプロンプトの Methods を挿入］
Results:
［p.97 YOU のプロンプトの Results を挿入］
Conclusion:
The concordance rate between recent guideline algorithm and comprehensive evaluation was low. When we use the new guideline, we must pay attention to the difference of comprehensive analysis.

この抄録に基づいて，2つの考察（Discussion）のスライドを作成してください．1枚目のスライドは，今回の研究結果と以前の研究との比較に焦点を当ててください．2枚目のスライドは，本研究で得られた結果の背後にある理由やメカニズムを掘り下げてください．サンプルとなるテキストを英語で簡潔に書いてください．

💬 **生成 AI**

Slide 1: Comparison with Previous Research
Title: Comparison of Guideline Algorithm with Prior Studies
Contextual Overview: Begin with a brief summary of how previous studies have approached the evaluation of left ventricular diastolic function and the detection of elevated left atrial pressure.
Comparison with Past Research: Highlight key differences and similarities between this study's approach and findings and those of previous research. Discuss how the algorithm's performance in this study compares with past results. Emphasize the unique aspects of your methodology or patient population.

Accuracy Discrepancies: Address why the guideline algorithm might have shown different levels of accuracy in your study compared to others. Consider factors like patient selection, the specific criteria used in the algorithm, and the methods of comprehensive evaluation.

Implications for Clinical Practice: Discuss the potential impact of these findings on clinical practice, emphasizing the importance of comprehensive evaluation in certain patient groups or clinical scenarios.

Slide 2: Underlying Reasons Behind Study Results

Title: Exploring the Mechanisms Behind Guideline Algorithm Performance

Analysis of Concordance Rate: Start with an analysis of the low concordance rate (Kappa=0.39) found in the study. Discuss possible reasons for this, such as the specific criteria used in the guideline algorithm or the characteristics of the patient population.

Patient Population Specifics: Delve into how the unique characteristics of the study's patient population (e.g., absence of tachyarrhythmia and mitral valve disease) might have influenced the algorithm's performance.

Algorithm Limitations: Discuss possible limitations or gaps in the guideline algorithm that could have led to the low detection rate (48%) of patients with elevated left atrial pressure.

Recommendations for Improvement: Propose potential modifications or improvements to the guideline algorithm based on your findings. Suggest how future research could further elucidate the reasons behind the low concordance rate and improve diagnostic accuracy.

[振り返り]

　考察に必要な要素をまとめてくれている．今回の回答は，**実際のそのままで使える文章というよりは，どのようにしたら考察ができるかの文章が軸となった**．さらに絞り込んで指示をすることで，実際に使える文章の生成につなげる

ことができそうだが，考察での利用はややハードルが上がる印象だ．

生成AIを超えろ!!

- ☑ 考察ではまず過去の研究と比較し，次に自分が報告している研究の結果の理由やメカニズムを解説する．
- ☑ 考察・結論では，統計学的裏づけのないことは言わない！
- ☑ 生成AIに考察の文章構成を提案してもらうとともに，文章をブラッシュアップしてもらおう！

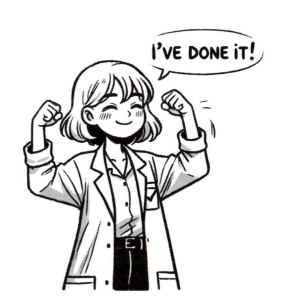

4章　英語口頭発表の準備に生成AIを使う

13 読み原稿の重要性

■ プレゼンテーションには読み原稿を絶対に用意する

　プレゼンテーションスライドの完成後，次の重要なステップは読み原稿の作成である．多くの経験豊かな発表者を見てきたが，効果的なプレゼンテーションのために原稿を用意している先生がほとんどである．特に英語プレゼンテーションにおいては，時間内に適切な情報を伝えるために読み原稿は不可欠と考える．日本人にとって，特に海外の学会や講演では原稿が英語での伝達の精度を高めるために重要な役割を果たす．

　原稿はプレゼンテーションを論理的かつ体系的に進めるためのガイドとなる．さらに原稿を手に持つことで，プレゼンターは内容に自信を持ち，よりリラックスして発表できるだろう．

　質疑応答の際は質問者の顔を見て答えることが重要である．予想される質問に対する答えを原稿に含めることで，スムーズな応答が可能となる．一般的な質問パターンに対する答えについては事前に準備し，原稿に組み込むことで質疑応答を効果的に進めることができる．

　他業種の多くのプロフェッショナル（日本の総理大臣や米国の大統領）もプロンプターや原稿を利用している．これは，彼らが伝えたいメッセージを正確に，かつ効果的に伝えるための手段と考えているからである．同様に学術プレゼンテーションにおいても，暗記に頼るよりもしっかりとした原稿を用意することが重要である．

■ 生成 AI 活用術 ─ 読み原稿はもちろん，質問と回答まで作ってもらおう

　プレゼンテーションの主要なポイントを整理し，論理的な流れで読み原稿を作成する．英語でのプレゼンテーションを文法的に正確で，自然な表現を使う

ために生成 AI は役に立つ．また，生成 AI を使って**想定される質問とその回答を準備する**ことも可能である．

　下記のプロンプトを使うと，想定質問案を出してくれる．役割を与えることで，一般的な質問を生成してくれるだろう．質疑応答の準備として有用である．

 You
科学発表のコメンテーターとしての役割を担って，科学的な発表に対して魅力的かつ科学的に適切なコメントを英語で作成してください．
以下に研究の抄録を提供しますので，その内容を基に科学的な価値と弱点を確認してください．最も重要な点は，この研究の改善すべき弱点を見つけることです．それが研究の質を向上させる手助けとなります．抄録の弱点を確認し，コメントを書いてください．

Abstract
Background:
［p.89 YOU のプロンプトの Background を挿入］
Methods:
［p.93 YOU のプロンプトの Methods を挿入］
Results:
［p.97 YOU のプロンプトの Results を挿入］
Conclusions:
［p.101 YOU のプロンプトの Conclusions を挿入］

 生成 AI
Strengths of the Study:

The study addresses a significant clinical question regarding the accuracy of a new guideline algorithm for evaluating left ventricular diastolic function.
The large sample size (2764 patients) is commendable and provides a robust dataset for analysis.
The focus on a specific patient group (those with diastolic dys-

function without tachyarrhythmia and mitral valve disease) helps in maintaining a clear study cohort.

Areas for Potential Improvement:

Clarity and Detail in Methodology: The abstract does not detail the methodology used for the comprehensive evaluation, which serves as a comparison point. Providing more information about this would enhance the understanding of the study's rigor.

Statistical Analysis: More information on the statistical methods used for assessing concordance (beyond the mention of the Kappa statistic) would be beneficial. This includes any adjustments for potential confounders or biases.

Results Interpretation: While the concordance rate is mentioned, there is a lack of discussion on the clinical implications of these findings. For instance, how might the low concordance rate impact clinical practice?

Figure Reference: The abstract mentions results shown in a figure but does not provide the figure. Including the figure or a more detailed description of the results in the text would be helpful for readers.

Discussion of Limitations: Every study has limitations, but they are not mentioned in the abstract. Acknowledging these (e.g., the exclusion of patients with tachyarrhythmia and mitral valve disease) would add depth to the study.

Broader Context: The study could benefit from a discussion on how these findings fit into the larger body of research on left atrial pressure evaluation. This could include comparisons with other studies or guidelines.

Suggestions for Enhancement:

Consider expanding on how this research could directly influence clinical practice or future guidelines.

Exploring the reasons behind the low concordance rate could be an interesting avenue for a more detailed analysis.

> Discuss potential improvements or modifications to the guideline algorithm based on your findings.
> Consider a subgroup analysis, if applicable, to see if concordance rates differ among various patient demographics or comorbidities.

[振り返り]

質疑で指摘されそうな点は出力されているが，Abstract だけを与えているので不足している情報についてのコメントが多い．プレゼンテーション全体の情報を与えなおすことで，適切な質問を生成してくれる可能性が高い．

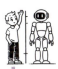

生成 AI を超えろ !!

- ☑ 読み原稿は必ず用意しよう！
- ☑ 質疑応答で指摘されそうな点については，事前に読み原稿で言及しておこう．
- ☑ 生成 AI に論理的な流れの，文法的に正しく，自然な英語のプレゼンテーション案を考えてもらおう．
- ☑ プレゼンテーション全体の情報を与えて，予想される質問を生成してもらおう．

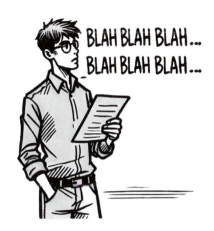

4 章　英語口頭発表の準備に生成 AI を使う

14 原稿作成と実践的な練習

■ AI の英語は難し過ぎる !?

　最新の AI 技術はインパクトのある，感情を込めた原稿を作成する能力を持っている．これにより，聴衆にとって魅力的なプレゼンテーションが可能になる．ただし，AI が生成する原稿はときにあなたの実際の英語能力と乖離している可能性がある．原稿が洗練されている一方で，質疑応答での英語レベルが追いつかない場合，聴衆の期待とのギャップにより失望を招く可能性がある．

　生成 AI を使用して原稿を作成する際は，自分の英語レベルに合わせたプロンプトを設定することが重要である．たとえば，高校生レベルの英語を指示するなど，自分が理解しやすいレベルでの原稿作成を求めることが推奨される．

■ 声に出して練習しよう

　そして原稿を声に出して読むことで，論理的な破綻や文章の読みづらさに気づくことができる．これは，プレゼンテーションの流れをスムーズにし，内容の理解を深めるために不可欠である．さらに，原稿を他者に見てもらいフィードバックを受けることで，プレゼンテーションの質をさらに向上させることができる．研究者として協力を求めることは，研究プロセスの一環として重要である．

—— **108** ——

■ 生成AI活用術 — 自分にとって読みやすく，聴衆にとっても聞きやすい原稿を作ってもらおう

　生成AIに要求する際に，自分の英語レベルに合わせて原稿を生成するよう指示する．たとえば，基本的な英語表現や簡単な文構造を用いるようリクエストすることができる．
　論理的な流れや内容の整合性を確認し，自分が快適に話せる表現を使っているかを確認し，必要に応じて修正する．

 You

American Heart Association（米国心臓協会）での発表の準備をしています．以下は私の読み原稿です．このテキストを，より論理的な流れに沿って，聴衆が理解しやすい形に書き直してください．

Recently, our laboratory has developed preload stress echocardiography using leg positive pressure to assess cardiac function.
It allows noninvasive preload augmentation during an echocardiographic examination.
We customized a commercially available leg massage machine and used a setting of 90 mm Hg.
During LPP, the transmitral flow and other echocardiographic variables dynamically change.
Therefore, we can assess the detail of cardiac function using stress echocardiography.

💬 **生成AI**

In our laboratory, we've pioneered a new approach to assess cardiac function through preload stress echocardiography. This method innovatively utilizes leg positive pressure (LPP) to enhance noninvasive preload augmentation during echocardiographic examinations.

The process begins with customizing a commercially available leg massage machine, setting it to exert a pressure of 90 mm Hg. This application of leg positive pressure is a critical aspect of our methodology. It allows us to observe how the transmitral flow and other echocardiographic variables respond dynamically under stress conditions.

What makes this technique particularly effective is its ability to offer detailed insights into cardiac function. By analyzing these dynamic changes during the LPP-induced stress echocardiography, we can gather more comprehensive data about the heart's performance under varying conditions of stress. This advancement holds significant potential for enhancing our understanding and evaluation of cardiac health.

[振り返り]
大変丁寧な説明になっており，口演として適切な表現であるが，<u>やや英語の構文が複雑</u>であろう．この際には，<u>英語レベルをやや下げる</u>ように指示してもよい．

 You
高校生レベルの英語で簡単な文章を使ってください．

💬 生成 AI
Our lab recently innovated a new method to test heart function, called preload stress echocardiography, using leg positive pressure (LPP). This technique is a noninvasive way to increase preload during an echocardiogram.

Here's how we did it: We modified a leg massage machine that's already available in the market, setting it to 90 mm Hg. When we apply this leg positive pressure, it affects the heart's blood flow, particularly the transmitral flow, along with other heart-related measurements we observe through the echocardiogram.

This method allows us to examine the heart's function in detail during stress echocardiography. By dynamically observing the changes in these echocardiographic variables, we gain deeper insights into cardiac function.

医学用語が高校レベルになってしまったが，読みやすさは**ちょうどよい**レベルにすることができた！

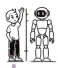 生成 AI を超えろ!!

- ☑ 読み原稿は自分の英語レベルに合わせたものに調整しよう（読み原稿の英語は高校生レベルでよい！）．
- ☑ 論理性の確認にも，読みづらさの確認にも，声に出して練習することが大事！
- ☑ 読み原稿の英語が難し過ぎる場合は，生成 AI に簡単な英語にしてもらおう！

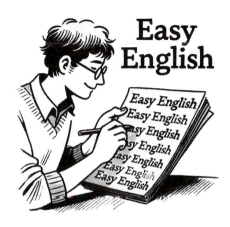

15 英語の聞き取り練習をいかにして行うか

Great Perfect Teacher
ちょっと GPT に聞いてみよう！

先生，発表の評価ってどうやって受けるんですか？　いつもどんなふうに評価されているのか気になってます．

実は口頭発表というのは，その場のリアクションで評価される部分が大きいんだ．聴衆はまさにリアルタイムでの査読者みたいなもの．君の話がどれだけ伝わるか，それがカギを握っているわけ．

えっ，そうなんですか？　じゃあ，ただ話すだけじゃなくて，聴衆にしっかり伝える工夫が必要ってことですね．

その通りだね！　特に質疑応答の部分なんかは君の研究に対する直接的なフィードバックをもらえるチャンス．ここでしっかり対応できるかどうかが，研究者としての腕の見せ所だよ．

質疑応答，めちゃくちゃ緊張します…．どんな質問が来るかもわからないし，答えられるか不安です．

わかる，わかるよ．でもさ，生成 AI を使って，そういう質疑応答の準備をバッチリできるんだよ．想定される質問を生成 AI で作ってみれば，それに対する答えもあらかじめ考えておける．もしものときの対応法もね．

本当ですか?!　それはすごく心強いです！

うん．生成AIの便利な使い方だね．もし答えられない質問が出てきても，「その点は詳しく調べていませんが，こんな考え方もありますよね」とかって，自分の研究の観点をしっかり伝えることも大事だし，それがまた君の研究への理解を深めるいい機会にもなるんだ．

わかりました！ 質疑応答も含めて，発表の準備をしっかりやってみます．生成AIをフル活用してみますね．

そうそう，それでいい！ 質疑応答は，君の研究に対する理解を見せる場でもあるし，自信を持って臨むためにも準備はしっかりとね．おっ，そしてね，発表の価値を情熱的にしっかり伝えられるようにすること．これがすごく大切だからね．

■ 海外発表が決まったら「英語耳」を作ろう

　英語の質疑応答をスムーズに行うためには，何よりもヒアリングが重要である．質問の内容を理解できれば，答えることは可能である．質問が単純な「はい/いいえ」で答えられるものかもしれないし，ときには質問に近い言葉を使って自分の意見を述べるだけで十分な場合もある．しかし，質問の内容がまったく理解できない場合，答えることが難しくなる．質問を何度も繰り返してもらうことは，海外発表においてハードルが高い．

　このことから，私は海外発表や海外出張の前に，特にヒアリング能力を向上させることをお勧めする．ヒアリング能力を鍛える方法は様々である．ポッドキャストやNetflixなどで英語の放送を聞くこと，英語のドラマや映画を見ることなどが有効となる．個人的には英語のニュースを流し聞きすることをお勧めしたい．特にNHK WORLD-JAPANは英語で日本のニュースを伝えるため理解しやすく，短時間でヒアリング能力を上げるのに有用である．いずれにせよ，日常的にポッドキャストや英語学習ツールを利用して，定期的に英語に触れることが重要である．海外発表が決まったら，毎日数分から数十分は英語に耳を慣らすようにしよう．これにより，海外での発表を十分に楽しむことができる．

Column

海外発表時の現地でのすごし方

発表で海外に滞在中，食事の選択はしばしば頭を悩ませる問題となる．多くは学会が開催される近くのレストランや偶然見つけた店で食事をすることが多くなる．一部の人々は，マクドナルドやケンタッキーなどのチェーン店を選ぶこともあるが，海外学会に行くだけに，現地特有の味を楽しむことをお勧めしたい．チェーン店の味は日本と同じだが，たとえば米国では，どこに行ってもローカルのハンバーガーがおいしく楽しめるし，メキシカン料理は外れの少ない選択肢のひとつである．さらにアジア料理，特にコリアン，チャイニーズ，ベトナム料理もよい選択肢となる．さらに，ややハードルは高いが，レストラン選びに地元の人の意見を聞くのもよい方法である．

海外出張時のもうひとつの問題は，日本へのお土産である．日本で手に入る商品も多いため，現地でしか手に入らない特別なアイテムを選ぶことが重要である．スーパーマーケットやデパートでの買い物は，珍しい食品やお菓子を見つけるのに最適である．また，特定の時期，たとえばサンクスギビングの時期には，大幅な割引が適用されることが多く，日頃使うものを安く買うチャンスとなる．これらのショッピング体験は，海外学会における充実した時間の一部となるだろう．

海外での学会は大都市で開催されることが多く，観光地も豊富である．どこに行くかは個人の興味によるが，美術館に行くことが好きな人は多い．家族で渡航した場合，子連れの場合はサイエンスミュージアムや自然史博物館がお勧めである．移動は公共交通機関の利用が安全であるが，より冒険的な人はレンタカーを借りて遠出するのもよいであろう．レンタカーを利用する場合は，留学経験者など経験豊富な人のアドバイスを求めることが賢明である．

海外で発表を行う際，学術的な部分だけでなく，現地での生活を楽しむことも重要である．食事，買い物，観光など，学会の合間に楽しむこれらの活動は，海外出張の経験をより豊かなものにする．異文化を体験し，新しい発見をすることで，海外発表の旅はより記憶に残るものとなるに違いない．

5章 論文執筆に生成AIを使いつくす

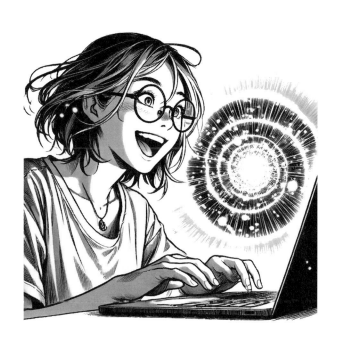

1 論文の必要性

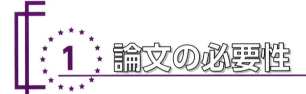

 先生，なんでわざわざ論文を書かないといけないんですか？

 大学に所属する人は「学位のため」って思うかもしれないけど，それだけじゃないんだよ．せっかくやった研究をこの世界に残すためのひとつの方法が論文なんだ．学会発表だけだと，その場限りで終わってしまうけど，論文を世界に発信することで，それがまた新しい研究のきっかけになるんだよ．

 へぇ，そうなんですか．でも，論文書くのって大変そう……

 確かに大変だけど，その努力が科学の世界を広げるんだよ．自分の研究を科学の言葉に変えて，人類の知識に貢献する．それが論文の役割．そしてね，論文がなければ，生成AIも賢くなれないんだ．君が発見した新しいこと，それがAIをも超える情報になるんだから．

 AIも超えられるんですか？

 そうだよ．論文を書くことで，君は生成AIを超えることができるんだ！ 生成AIは凄いけど，新しい情報を生み出すことはできない．だから，論文執筆は，科学だけじゃなく，AIの発展にとっても必要不可欠なんだ．

 なんか，すごく大事な役割を果たしてるんですね，論文って．

まさにそう．だから，「生成 AI を超えろ！」っていうのが，論文を書くモチベーションになるかもね．新しい発見を形にして，世界に贈り出そう．それが，君だけの生成 AI を超える道だよ．

なぜわざわざ論文を書くのか

　論文は完成までに多くの労力を要するため，**執筆にとりかかる前になぜ論文を書くのかを明確にしておいたほうがよい**．たとえば，大学に所属している博士課程の学生にとっては，学位を取得するための手段であろう．しかし，単に学位を取得するための手段とすると，一流誌への論文採択までの多くの壁を乗り越える情熱が生まれるかどうか．やはり論文は，**研究成果を世界に残し新たな探求を触発するためのものと考えるべき**である．学会発表は一時的なものだが，論文は長きにわたって人類の知識として蓄積される．この蓄積が新たな研究へのきっかけを作り出し，科学的探求のサイクルを生み出すのである．

生成 AI を超えろ

　生成 AI，たとえば文章生成 AI は既存の知識を再構築し新たなテキストを生成する能力を持つ．しかし，この技術は新しい知識を創出することはできない．新しい研究結果や発見を論文として発表することは，AI がより賢くなるための基盤を作る作業でもあり，論文がなければ AI の進化も停滞するため，論文執筆に AI を使うことは互いに win-win の作業ともいえる．
　ChatGPT やその他の生成 AI は，新しい知識の創出はできない．**生成 AI を超えるためには，オリジナリティあふれる新たな知識を生み出し，それを論文として発表することが最も確かな方法である**．論文はあなたが生成 AI を超越している証拠ともいえる．論文を通じて新たな発見を世界に伝えることは，科学と技術の進歩に不可欠である．

> 「生成 AI を超えろ！」

これが論文を書き始める前の，研究者が持てるひとつのモチベーションである．

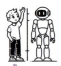 **生成 AI を超えろ！！**

- ☑ 研究は探求のサイクルにより発展していく．その一端を担うために，研究は論文として残されるべきである．
- ☑ 論文とはその時点の人類にとっての新事実．すなわち AI の発展に寄与することにもなる．論文執筆で生成 AI を使うことは AI への一方的な依存ではなく，win-win の関係である．
- ☑ 論文を書いて，生成 AI を超越していることを実感しよう！

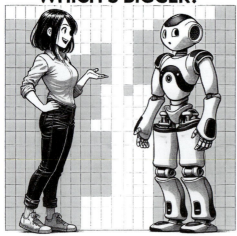

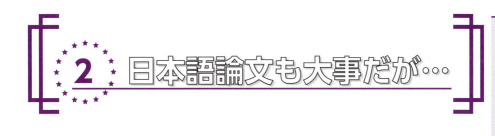

2 日本語論文も大事だが…

ちょっと GPT に聞いてみよう！

 論文ってこれまで書いたことがないので，とりあえず日本語で書くことでいいですか？　先輩も「まずは日本語で書いたら」，って言っていました．

 論文は「書き始める」という勢いが大事だったりするので，まず書き始めるために日本語で書いてみる，あるいは論文の書き方を学ぶということを目的に日本語で書いてみることはいいと思うよ．

 ありがとうございます．では，まずは日本語で書いてみます．

 ただ，せっかく生成 AI が使えるようになったし，世界の研究者に自分の研究結果を見てもらうために，最初から英語で論文を書くことも考えてもいいんじゃない．

 いや，たいした研究結果ではないので，日本語でいいです．

 自分の出した研究結果に対して謙虚な姿勢はすばらしいが，研究結果の良し悪しは，まずは研究結果を記した論文投稿先の編集者（editor）と査読者（reviewer）が判断し，論文採択・公表後はその論文を読んだ数多の研究者が判断するよ．自分ではたいしたことはない結果と思っていても，ほかの研究者にとってはその結果が喉から手が出るほど欲しかった最後のピースかもしれないんだから．

そうですか… 先輩が英語論文を投稿したら，査読者から論文内容をボロクソに書かれた返信が来て掲載拒否（リジェクト）されたという話を聞いていたのでびびっていました．ではちょっと英語にも挑戦してみようと思います．

■ 英語論文作成に生成 AI 利用を躊躇しない

　第3章の冒頭，「英語抄録を勧めるワケ」でも書いたが，<u>文章生成 AI がこれだけ普及した現在，特に読み書きにおいて言語の壁は著しく低くなった</u>．もちろん，論文を書くという行為を，論文という研究者間の情報共有フォーマットの形で論理的に研究結果をまとめる（例：博士課程大学院生教育など），あるいは特に日本人研究者に対して発表したい内容（例：最新技術などの総説，日本国内学会などにおける学会員間の研鑽とコミュニケーションなど）ということであれば，日本語で論文を書く理由も十分にある．しかしながら，昔も今も，そして今しばらくも，<u>研究者の共通言語は「英語」</u>であることを考えると，文章生成 AI を活用して無理なく，そしてより多くの研究者・専門家の目に触れる機会を増やすために英語での論文作成にもぜひチャレンジしていただきたい．

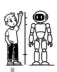

生成 AI を超えろ !! ★★★

- ☑ 研究者の共通言語は英語！
- ☑ 生成 AI を使えば，言語の壁はそれほど高くはない．
- ☑ より多くの研究者に読んでもらうためにも英語論文にチャレンジしてみよう！

3 論文は学術界の名刺である

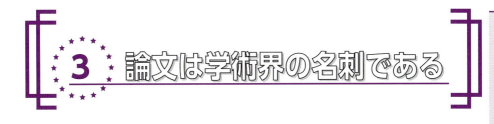

(とある海外学会にて…)

 先生，発表お疲れ様でした．セッションのあとも何人かの方に個別に質問されていましたけど，何を話していたんですか？

 あぁ，発表聞いてくれてありがとう．彼らは，昨年発表した私の論文を見てくれていて，その論文がきっかけでこの分野に興味を持ち研究を進めているようなんだ．

 すごいじゃないっすか．僕にはあの論文の意味がさっぱりわかりませんでした．

 君はあの論文に続くテーマで研究する予定じゃなかったかい….まぁでもこういうことは研究者を続けていると，どこかで経験することがあると思うよ．

 自分の実名を晒しながら，自分の研究内容を恥ずかしげもなく世界に公開しているんですから，バズるとまじで有名人ですよね．

 論文の発表をSNSみたいに言わんでくれ．そして，公表が恥ずかしいと思わない段階になってから，はじめて研究結果を投稿しようよ．

でもファンの研究者から質問されている先生がちょっとうらやましかったので，僕も英語論文がんばってみようと思いました．

（いつになく素直じゃないか．海外学会に連れてきて正解だったな）

■ 論文を書くと，学会場で話しかけられる

　何かしらの調べ物で論文を漁っていると，ふとしたタイミングで自分の研究を大きく飛躍あるいは激変させるような衝撃的な論文に出会う，あるいは同一の人物が繰り返し複数の論文に名を連ねていることに気づくという経験をしたことがあるかもしれない．このような衝撃的な論文は，必ずしも各専門分野の一流誌に掲載されているものに限らないし，衝撃を受けた側の研究者が（ときには書いた著者本人以上に）論文の詳細な内容と著者の名前を明確に覚えているものである．そのため，学会などでその著者の発表があれば，研究者（読者）は直接その著者に質問したり，発表後に個別に話しかけたりすることもある．もちろんこのように積極的な読者は一部に限られるが，それでも読者から直接のポジティブフィードバックをもらうことは，論文を書いた著者として何よりもうれしい瞬間のひとつである．ひとつ前の項目で，英語論文を発表する理由として，より多くの研究者・専門家に自分の研究結果を見てもらう機会を増やすことをあげた．論文は研究者としての「名刺」代わりとなり，自分から何も言わなくても自分の名前と研究内容を知ってもらうよい機会となることは間違いない．

 生成AIを超えろ!!

- ☑ 科学研究は世界とつながっている．論文はその世界への名刺になる．
- ☑ 論文を書くと，面識のない研究者（読者）から話しかけられることもあるぞ！
- ☑ 論文を書いて，研究のサイクルを回そう！

4　生成AIがあれば指導者はもう要らないのか

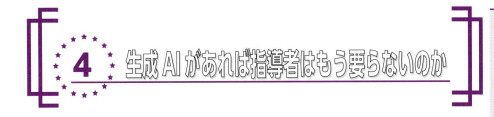

 先生，生成AIにちょっと研究の相談をしてみたのですが，すごくきちんと考えてくれますね！

 そうなんだよ．けっこうきちんと応えてくれるよ．有益な情報も多いから，いろいろと聞いてみるといいよ．

 わかりました！　ちょっと生成AIにいろいろと聞いてみます．でも，そうすると，指導医の先生方の出番も減っちゃいますね．

 そうかもしれないけど，今のところ読者も査読者も人間だし，人間のエキスパートのアドバイスは受けたほうがいいよ．それにそもそも指導医の見識というものを侮ってないかい？

 いえいえいえ，そういうわけではないですが．

 まあそう思うのも仕方ないかなと思うけど，指導医は生成AIが言及しないことや生成AIとの会話だけではつかめないことを教えてくれるよ．それに指導者も生成AIを使えるんだよ．

 つまり，指導者も生成AI頼みということですか？

生成 AI から得られるアドバンテージが大きいのは，これまでの知見がある指導者かもしれないよ．そうであるならば，なおのこと，指導者に相談してみたほうがいいよね．

■ 査読者も読者も人間

　「生成 AI があればもう人間の論文指導者は要らないのか？」という問いに，私はまだ明確に答えを持ち合わせてはいない．これは，論文を書こうとする誰もが，大学や研究機関のようにある程度論文の指導に精通した指導者がいる環境に身を置いているとは限らないからである．たとえば，適切な指導医がいない，あるいは適切な指導を行ってもらえない環境であれば，生成 AI は論文作成の指導者として一定のアイディアと指南を与えてくれることはあるだろう．それでも出来上がった論文を査読し，掲載し，その掲載論文を読むのが人間である以上，生成 AI の使用の有無にかかわらず，作成した論文が読者である人間の研究者にとって価値を提供し，人類の叡智の拡大に貢献しうるものかどうかを判定するのに，その分野のエキスパートである指導者の目が通ることは，現時点では有益なことが多いように思う．

■ 生成 AI は指導者も使える

　これだけ自然言語処理能力が進化した時代，出力の部分だけを見れば，生成 AI を使用しない指導者に生成 AI を使用する初学者が肉薄する，あるいは凌駕する可能性も十分にある．しかし初学者だけではなく，指導者も平等に生成 AI は使用できるのである．真に生成 AI を使いこなす指導者は，これまで培い自分の血肉となっている論文作成能力を生成 AI によって飛躍的に拡張することにより，初学者がどれだけ生成 AI を活用しようとも埋まらない大きなアドバンテージを得ることが可能である．これからは，論文の作成課程には多かれ少なかれ何かしらの生成 AI が使用されていることを念頭に，指導者側・査読者側もそれに対応できる知識と技術を身につけておくことが必要である．

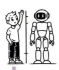

生成AIを超えろ!!

- ☑ 生成AIは論文のアイディアについてもある程度相談できる．
- ☑ ただし，査読者も読者も人間．人間の指導者の意見を聞いたほうがよい．
- ☑ 生成AIは万人のもの．指導者も生成AIを使っているぞ！

5章 論文執筆に生成AIを使いつくす

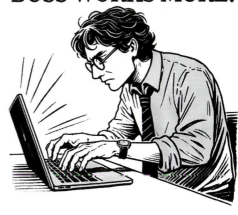

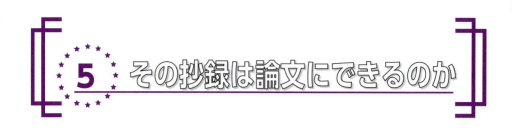

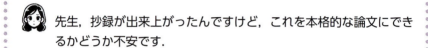

- 先生，抄録が出来上がったんですけど，これを本格的な論文にできるかどうか不安です．

- そこはかなりシビアなとこだけど，抄録から論文へのステップアップは，最初から考えておくべき大事なポイントだよ．実際，多くの人が，発表の後で「これをどう論文にするか」と悩むんだ．

- ええ，その「どう」するかが難しそう．

- うん，口頭発表がうまくいったからといって，そのまま論文も通るとは限らないんだよ．プレゼンの場合は雰囲気や話し方も重要だけど，論文は内容がストレートに試されるからね．

- じゃあやっぱり発表のときのように，生成AIを使ってみるのはどうでしょうか？

- それはアリだね．生成AIには抄録から論文にする際のハードルを具体的に指摘してくれる能力があるよ．

- それは便利そう！　どうやって使えばいいのでしょうか？

まず，論文化の際に直面する問題点を生成 AI に聞いてみるのがよいね．その際に抄録を読ませると，より具体的な指摘を受けられる．はっきり言って使わない手はないね．

■ その研究は真に重要か？ 科学的か？

　多くの研究者は研究成果を口頭発表することには慣れているが，それを論文として体系的にまとめる経験は少ない．研究成果の英語抄録は論文執筆の最初のステップであり，この段階で研究が論文としての形を成すかどうかの最初の確認が必要である．重要なのは抄録における論文の構想を明確にし，その研究がなぜ重要であるかを確認することである．

　論文は専門家による厳しい査読（review）プロセスを経て採用される．このプロセスは研究の質と信頼性を保証するために不可欠である．論文を執筆する際には，科学的な批判的吟味に耐えうるような堅牢な研究設計と結果の提示が求められる．

　口頭発表と論文発表では大きな違いがある．口頭発表は比較的短い時間で研究成果を学会の参加者に紹介する機会だが，論文はより広い読者に向けて研究を詳細に説明する機会となる．研究の方法論，結果，そしてそれらがなぜ重要であるかをより厳密に検討する必要がある．

　また，口頭発表と論文発表は，相手が違う（学会の参加者 or 世界中の読者）．採択される枠も違う（論文が掲載される枠は学会発表の枠の数十分の 1）ため，その競争を勝ち抜かなければならない．この点を常に念頭に置かなければならない．

■ 生成 AI 活用術 ─ 論文化する際のハードルとは…

　研究成果を口頭発表から学術論文へと展開する過程は，研究者にとって重要なステップである．この変換過程には，構造の再構築，詳細なデータと分析の追加，review プロセスへの対応など，多くのハードルが伴う．

　英文校正のみならず，批判的吟味のサポートとして利用することができる生

成AIは，これらのハードルを特定し，克服するための戦略を練ることに役立てることができる．

口頭発表から論文にする際，どのようなハードルがあるのか自体を生成AIに聞いてみることで，そのハードルについて明確化してみた．

 You
あなたは学術の専門家です．
研究が口頭発表としては適しているが，論文として発表されない場合，何が不足しているのでしょうか？
回答は英語でお願いします．

💬 **生成AI（一部省略）**
When a study is suitable for an oral presentation but not as a published paper, it might indicate several things. The differentiation between the two formats primarily revolves around the depth of content, the level of scrutiny applied, and the format's specific requirements. Here are some possible reasons why a study might be in this situation:

Preliminary Findings:
Insufficient Depth or Rigor:
Lack of Novelty or Significance:
Format and Presentation Style:
Feedback and Improvement:

Specific Audience or Context: Some studies might be tailored to the interests or needs of a specific conference audience, making them more suitable for oral presentation in that context. The study's focus might be too niche or specialized for a broader academic journal audience.

［振り返り］
口頭発表から論文への移行を考える際に直面する可能性のある具体的な課題

を示すことができた．**口頭発表では，予備的な結果にとどまっている可能性，深さや厳密さの不足，新規性や重要性が学術誌の求める基準を満たさない**，などの課題とともに，口頭発表で得られたフィードバックを利用することで，論文へ移行する際の助けになることも示されている．

- ☑ 論文には批判的吟味に耐える科学性が必要である．
- ☑ 論文の掲載枠は口頭発表の枠よりも数が少ないが，読者数は圧倒的に多い．
- ☑ 世界中のライバルとの勝負に勝ち，世界中の読者に届くからこそ，論文という発表形式には価値がある．

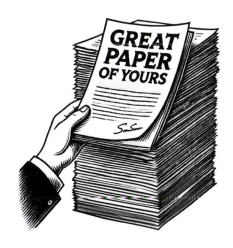

6 足りないものを探す

ちょっと GPT (Great Perfect Teacher) に聞いてみよう！

先生，抄録を書き終えたあとで，論文にするうえで足りない部分ってどうやって見つけるんですか？

それは結構面白いアプローチがあるんだ．生成 AI を使って，研究の抄録から，その研究の強みと弱点を特定してもらい，さらに論文の質を上げるために必要な追加実験や分析についてアドバイスをもらうんだよ．

え，生成 AI はそんなことまで答えられるんですか？

うん．まるで教授に相談するみたいにね．ただし，生成 AI のアドバイスはあくまでひとつの意見として．本当に論文化するにあたっては，追加で必要な実験や分析を自分たちでしっかり判断しないといけないけどね．

抄録だけで，そんなに具体的なアドバイスがもらえるなんてすごいですね！

そうだね．さらに，もし狙っている学術雑誌がある場合は，その雑誌に合わせたアドバイスももらえるんだ．生成 AI はその雑誌のレベルを大まかに把握していて，それに見合った内容や表現のアドバイスをくれるんだよ．

それを聞くと，指導者といっしょに生成 AI の意見を参考にして論文をブラッシュアップするのもよさそうですね．

まさにその通り．論文作成のいい出発点になるよ．ただし，最終的には自分たちの判断で追加する内容を決める必要があるから，生成 AI の意見をそのまま鵜呑みにしないようにね．

「生成 AI にこんなアドバイスをもらったんですけど」と教授に相談するのはどう思いますか？

それは場合によるね．でも，生成 AI から得たアイディアを指導者と共有することで，より具体的な議論ができると思うよ．

そういう使い方もあるんですね．生成 AI をうまく活用して，よりよい論文を目指したいと思います．

■ 教授，准教授，生成 AI

　自分の研究に何が足りないか，どのような強みがあるかを理解することは極めて重要である．特に研究が論文として十分な水準にあるかを判断する際には，追加で必要な実験や分析が何であるかを見極める必要がある．抄録から論文を執筆しようとする研究者にとっては，この点の追求は初期段階で考慮すべき点である．
　生成 AI は，このような追加の要素を考え出すのに役立つツールである．生成 AI に研究抄録を読ませ，その研究の弱点と強みについて明らかにしてもらい，さらに，論文の質を上げるために必要な追加実験やデータ分析についての提案をしてもらおう．
　狙っている学術雑誌の要件を満たすためには，その雑誌のレベルや特徴を理解し，適切な英語表現や論文構成を採用する必要がある．生成 AI は，研究者が予定している投稿論文誌の要件に対応するためのアドバイスを提供することができる．抄録を入力するだけで，雑誌のレベルに達しているかどうか，どの

ような点を改善すれば論文化できるかの指針を得ることも可能である.

　生成 AI をいわば研究の指導者として活用することにより，指導者が不在の場合や研究者が自身ですべてのプロセスを管理している状況でも，研究者は自身の研究をより深く理解し，論文執筆に必要な要素を明確にすることができるだろう.

■ 生成 AI 活用術 ― 無難すぎるコメントをもらわないために

　プロンプトでは出来る限り丁寧に，役割を説明することが重要である．ここで，どの程度批判的な内容を入れるか，ポジティブな返答を中心にしてもらうかをコントロールできる.

　今回は科学的基盤，関連性，独創性について評価をしてもらうようなプロンプトにした．また，重要な長所および短所の両方を記載してもらうようにしている．これにより，自分の研究の強みと弱みを明確にまとめることができる．具体的な改善点を提案してもらうこと，建設的なフィードバックをもらうことに重きを置いた．逆に批判的なコメントのみを厳しく作ってもらうことも可能である.

　研究の評価は多くの場合，無難すぎるコメントに終始してしまうことがあるため，「方法論についてさらにコメントをください」など，範囲を狭めていくことで，抄録の研究に足りない部分を教えてくれるだろう.

　この時点で，投稿予定の雑誌（ここでは Circulation Journal とした）が絞られている場合は，「Considering the high standards and specific focus of the Circulation Journal（具体的な雑誌名），in a manner that aligns with the journal's level of rigor and relevance…」というふうにつけ加えることで，投稿誌のレベルに達するためという観点で必要な項目を列挙してくれる.

　以下に過去に出版した抄録を用意した（Am J Cardiol 2016; 117: 226-232）．この抄録の内容は，心房細動（AF）の患者と正常洞調律（SR）の患者における心エコー図パラメータ，特に右室機能の指標である三尖弁輪面収縮移動（TAPSE）を比較・評価した研究である．結果として AF 患者は SR 患者に比べて TAPSE が有意に低く，AF の存在は TAPSE に強く関連していることが示したものであるが，どのような評価になるだろうか.

You (1)
あなたは優れた査読者として，科学論文の評価を任されています．あなたの役割は，論文の科学的な厳密さを確保し，さらにその魅力を高めるという点で非常に重要です．研究の抄録を次のプロンプトに記入しますので，その科学的な基盤，関連性，独創性を慎重に評価してください．
主な目標は，その分野に貢献できる強みを見つけ出し，方法論，結果，解釈における弱点や欠点を明確にし，具体的な改善策を提案することです．この改善策は，単に問題点を補うだけでなく，論文が読者にとってより魅力的で価値あるものとすることも目指します．
フィードバックは建設的にお願いします．研究の明確さ，深み，そして全体的なインパクトを向上させる具体的なアドバイスを提供してください．あなたの深い洞察に基づいた評価は，著者にとって論文を大幅に改善するための道しるべとなります．重要なレビューを行う準備が整っていることを確認し，理解していることを示してください．
回答は英語でお願いします．

💬 **生成AI** (1)
I understand the task and am ready to undertake the critical review of the scientific manuscript. Please share the abstract of the study, and I'll provide a detailed assessment based on its scientific foundation, relevance, originality, strengths, and weaknesses. I'll also suggest specific improvements to enhance the study's clarity, depth, and overall impact, aiming to guide the authors in refining their work significantly.

 You (2) 抄録記載
［Am J Cardiol 2016; 117: 226-232. より Abstract を挿入］

💬 **生成AI** (2) 結果
Reviewing the scientific manuscript on the impact of atrial fibrillation (AF) on right ventricular (RV) function, as assessed by tricus-

pid annular plane systolic excursion (TAPSE), reveals several strengths and areas for improvement. Here's a structured evaluation:

Strengths:
Relevance and Timeliness: The study addresses a gap in the current echocardiographic assessment guidelines regarding patients with AF, making it highly relevant and timely. This could significantly contribute to better clinical management of these patients.
Originality: Investigating the impact of AF on TAPSE fills a niche in cardiac research, particularly in understanding RV function in AF patients, which is less documented compared to left ventricular function.
Methodological Rigor: The retrospective evaluation of patients using a matched control group based on age, sex, and left ventricular ejection fraction (LVEF) strengthens the study's methodological approach.
Weaknesses and Areas for Improvement:
Sample Selection and Bias: The study's retrospective design might introduce selection bias. Clarification on how patients were selected and any exclusion criteria would enhance the robustness of the findings.
Lack of Detailed Methodological Information: While the methods outline the criteria for patient selection, details on the echocardiographic technique and the process for measuring TAPSE are missing. Providing a more detailed methodology would improve reproducibility and reliability.
Consideration of Confounding Factors: The impact of potential confounding factors (e.g., medication use, severity of AF, lifestyle factors) on TAPSE and their interplay with AF and SR should be explored and discussed. Adjusting for these factors could provide more nuanced insights.
Longitudinal Data and Outcome Correlation: The study is cross-sectional. Incorporating longitudinal follow-up could help deter-

mine whether changes in TAPSE over time are predictive of clinical outcomes in AF patients.

Suggestions for Enhancement:

Expand on Methodological Details: Clearly describe the echocardiographic techniques used, including the machine, settings, and specific protocol for TAPSE measurement, to ensure that the study can be replicated.

Address Potential Confounders: Analyze and adjust for potential confounders in the statistical model to ascertain the independent effect of AF on TAPSE.

Consider a Broader Population: If possible, include patients with varying degrees of AF severity and those on different AF management regimes to examine if these variables influence RV function.

Outcomes-Focused Research: Future studies could focus on the prognostic implications of reduced TAPSE in AF patients, including potential correlations with clinical outcomes such as heart failure, hospitalization rates, or mortality.

Increase Public and Scientific Appeal: Emphasizing the clinical implications of your findings in the discussion could increase the manuscript's attractiveness to both clinicians and researchers. Specifically, how could this information influence patient management or guide future research directions?

Overall, this study provides valuable insights into the echocardiographic assessment of AF patients. Addressing the identified weaknesses and considering the suggested improvements could significantly enhance the study's impact and contribution to the field.

[振り返り]

　最初に研究の強みをまとめてもらうことで，本研究が臨床的にどのような意義があるのか，新規性などについて確認ができる．独創性や，方法論についても評価してくれており，一般的な内容ではあるが，体系づけて記述されている．

　次に弱点と改善の余地であるが，（エキスパートにとっては当たり前のことではあるが）非常にポイントを抑えたコメントとなっている．

　・サンプルサイズと選択のバイアス：特に後ろ向き観察研究では重要なポイ

ントを指摘してくれている．
- 方法論の限界：心エコー検査の検査者間誤差などについても言及されているため，自分の研究での結果を見直すことができる．
- 交絡因子：これも当然必要なポイントではあるが，抄録で詳細に述べられていない点であるため指摘されている．
- 縦断的データ：アウトカムとの関連や，エコー指標が時間経過でどのように変化するかを述べることで，因果関係を推察することができる点を指摘してくれている．

驚くべきこととして，これらの指摘の半分程度は，実際この論文の投稿時（2015年頃）の査読で指摘を受けたコメントと合致していた．たとえば，本研究では「縦断的データ」の欠落が査読で指摘されたため，研究の限界（Limitations）として言及し投稿を続けたことを思い出す．また，当時 TAPSE というエコー指標の再現性についても査読の過程で指摘を受けたので，論文では追加解析によりそれを補充した．もちろん当時は汎用的な生成 AI が存在しない時代なので，査読者が大規模言語モデルを使って指摘した可能性はゼロである．

プロンプトの工夫により，少なくともエキスパートがざっと見て気がつく程度の指摘が可能になっていることがわかる．

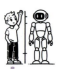 ## 生成 AI を超えろ !!

- ☑ 生成 AI に抄録を読ませて，論文にするために必要な要素を提案してもらおう！
- ☑ 生成 AI は雑誌ごとの水準を把握できる．雑誌名を教えて，適切な水準を求めよう．
- ☑ 具体的な回答を得られるよう，出来る限り具体的なプロンプトを作成しよう．
- ☑ 論文はあなたの責任で作られるもの（生成 AI の回答を鵜のみにしてはいけない）．

7 タイトルページは思い立ったその日に作る

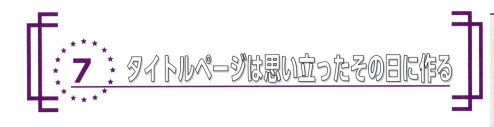
ちょっと GPT (Great Perfect Teacher) に聞いてみよう！

 タイトルって論文の顔じゃないですか？　なのに，うまく作れないんですよね．

 生成 AI 使ってる？

 生成 AI 使うこともありますけど，いい英語タイトルがなかなか出てこないんですよね．

 「この日本語，訳して」とだけ入れてるんじゃないの？　というか，そもそもまずなにが "いい" のかわかってないんじゃないの？

 プロンプトはまさにそれだけですが……　英語は私も学生時代得意でしたから，わからないこともないと思うんですけど．

 いや，受験英語と論文のタイトルの英語はちょっと違うよ．直訳すると，英語のタイトルとしては不要なワードを入れてしまうし，冠詞もほとんど必要ないよ．

 そうなんですか！？

まずは自分が投稿したい雑誌の論文のタイトルを見て，どんな英語タイトルが採用されているか確認してみるといいね．それから，プロンプトには自分の論文の背景，方法，結果を簡潔に入れて，さらに自分が気に入っている論文タイトルも入れてみて．そうすれば，何個かいいのを出してくれるはずだよ．

■ タイトルページはすぐ作る

論文を執筆する当日に必ず完成させて欲しいもの，それがタイトルページである．雑誌ごとの投稿規定により，含めるべき情報が異なるが，最低限として以下の情報は必要である．

- タイトル
- 著者
- 所属
- Corresponding author（責任連絡者）の連絡先

逆にいえば，これだけ揃えていればタイトルページが出来上がり，論文のWordファイルの第1版として保存可能である．論文開始のモチベーションを高めるためにも，ぜひ思い立った日に作って欲しい．タイトルページである1ページ目にはページ番号を振らず，2ページ目（多くはAbstract）からページ番号を振ることが一般的である．また，本文の行間をダブルスペースにすることが一般的であるが，タイトルページをダブルスペースにする必要は特にないため，行間を詰めて記載してスマートに見せてもよい．

■ タイトルはシンプルに

タイトルについて，最初はできるだけシンプルかつ，結果を直接的に示すタイトルにしよう．よく使われる英語表現は，"Comparison of XXX"，"Association of XXX"，"Effect of XXX"，"Predictors for XXX" などである．これらの文

字を使うタイトルは（スタイリッシュかどうかは別として），その研究で何をしたのかを明確に示すことに優れており，かつ大外れがないため，無理のない範囲で組み込んでみるとよい．タイトルは論文完成後に簡単に修正できる部分でもあるため，気負わずに書いてしまおう．

注意点はいくつかある．タイトルはできるだけ短い文字数で簡潔に要素を表現する必要があるため，たとえば，"A study of XXX"，"Research on XXX"などのその文字自体に意味のない言葉は入れないように注意するべきである．また語尾にコロン（：）をつけて"a multi-center study"と書くケースは多く見られるが，コロン以下の文字（この場合だと多施設であること）は強調するに足る内容なのかを吟味しよう．

最後に個人的な意見であるが，原著論文で疑問形タイトルをつけるのは上級者テクニックと思っている．私は原著論文で疑問形タイトルをつけたことがない．一方で，読者の興味をより惹く必要がある editorial や review ではよく使っているため，どのような原稿のタイトルなのかを意識しておきたい．

■ 著者名はとりあえず自分と指導者だけでよい

著者，所属，責任連絡者は最小限のものを正しく記載しておこう．まずは書き始めた自分と，指導者の 2 人だけ記載しておけば十分である．

■ 生成 AI 活用術 − 参考例を示して，タイトル案をいくつか出してもらおう

タイトルを作成するときのお勧めの方法は，投稿を想定している雑誌に掲載されている論文のタイトルを参考にすることである．生成 AI は他の表現を参考に文字列を構築する能力に長けているため，よいタイトルを示してくれることが多い．また，いくつかの候補を出すことにおいて，生成 AI は優れている．この視点に立って，仮想研究に対するタイトル案を作ってみた．

ここでの仮想研究は心サルコイドーシスにおける右室機能低下を見たものである．

5章　論文執筆に生成AIを使いつくす

You

あなたは医療分野に精通した執筆者です．
以下は私の研究の概要です．この論文のタイトルをいくつか考えてください．投稿予定の雑誌における他の論文のタイトルの例も示します．

Background:
In cardiac sarcoidosis, the right ventricle function could be important in determining the patient's prognosis.
Methods:
Strain imaging is a new method for evaluating right ventricular performance in cardiac sarcoidosis.
Results:
There was a correlation between the strain in the right ventricle and the prognosis of cardiac sarcoidosis.
Other titles of the journal are as follows, so please come up with a title proposal that matches them.
［以下，投稿予定雑誌からタイトルを引用］
・Echocardiographic Outcomes With Transcatheter Edge-to-Edge Repair for Degenerative Mitral Regurgitation in Prohibitive Surgical Risk Patients
・Determinants of Tricuspid Regurgitation Progression and Its Implications for Adequate Management
・Diagnostic Impact and Prognostic Value of Cardiac Magnetic Resonance in Patients With Ventricular Arrhythmias

💬 生成AI

"Prognostic Implications of Right Ventricular Strain Imaging in Cardiac Sarcoidosis"
"Assessing Cardiac Sarcoidosis: The Prognostic Role of Right Ventricular Strain Analysis"
"Right Ventricular Function in Cardiac Sarcoidosis: Insights from Strain Imaging Techniques"
"Strain Imaging as a Predictor of Outcomes in Cardiac Sarcoidosis Patients"

"Evaluating Right Ventricular Performance in Cardiac Sarcoidosis: A New Strain Imaging Perspective"

［振り返り］
　投稿予定の該当ジャーナルを参考にすることにより，投稿誌の雰囲気に合ったタイトルとなる．この5つのうちであれば，最初のタイトルが明確な結果を示しており，新手法と対象コホートにも触れているため好ましいだろう．4つ目あたりは生成AIを使わなければ最初につけたくなるシンプルなタイトルである．2番目と3番目はセミコロンを使うタイプのものであり，好みが分かれる．

　タイトル作成に生成AIは大変有効であるが，どのタイトルを選び使うかはセンスも問われる．重要な点として，自分が辞書を引かないとわからない英語は極力使わないように心がけよう．

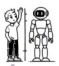

生成AIを超えろ!!

- ☑ タイトルページは思い立ったその日に作る！
- ☑ タイトルはあとで変えられるので，とりあえず簡潔でわかりやすいものとする．
- ☑ 著者名はとりあえず自分と指導医だけでよい．
- ☑ タイトルは投稿予定の雑誌に掲載されている論文タイトルを参考にする．
- ☑ 生成AIに複数案出してもらおう．

8 論文の書き始めをどうするか

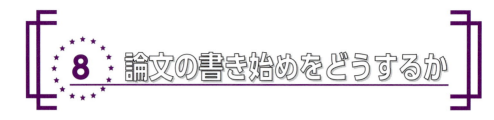

先生，論文を書き始めるときって，どこから手をつけるのがいいんですか？

いい質問だね．私は，まず結果から始める派なんだ．結果のデータをまとめて，図や表を作ることがすごく重要だと思っているよ．結果がしっかりしていれば，その後の議論や論文の流れもスムーズに決まってくるんだよ．

結果から始めるんですね．でも，それって結構大変そうですね．

確かに大変だけど，結果が決まっていないと，実際に何を書いているのかも曖昧になりがちだからね．倫理審査も研究前にしっかり通さなきゃいけないし，背景や方法はある程度先に決まっていることも多い．だから，やっぱり結果のまとめに最初に力を入れることが大事．

なるほど，結果がすべてを決めるわけですね．

そうそう．結果をきちんとまとめて，綺麗でわかりやすい図表を作れば，その後の Discussion や論文の構成もグッとまとまってくる．だから，論文作成のスタートは，結果のまとめからがいいよ．研究の成果をしっかりとアピールできる論文にしたいなら，まずは結果から手をつけてみてね．

■「結果のまとめ」が最初にして最重要

　論文を書く際に，最大のキーポイントが「研究の結果」であることはいうまでもない．よって最初に結果をまとめることは理にかなっている．

　結果を図と表にまとめることは論文執筆の過程において最も困難な部分であると同時に，論文の成功に不可欠な要素である．結果と図表が明確になれば，論文の大枠が形成され，考察の方向性も定まる．これは論文の構成を決定づける基盤となるため，研究者は結果のまとめに最初の時間をかけるべきである．

　近年，倫理審査委員会の承認を受けることがすべての研究実施の前提条件となっており，日本でも倫理審査のための書類作成が重要視されている．逆にいえば，研究開始時にはその背景や方法のセクションはすでにある程度完成していることが多いため，実質的な論文執筆の出発点は「結果のまとめ」となるといえる．

　結果が決まらなければ，論文の結論も考察も決まらないため，研究者はわかりやすく，綺麗に整理された図表を作成することに注力すべきである．つまり，結果のまとめは論文執筆において最初のステップとして最も重要な作業であり，この作業には十分な時間と労力を割くべきといえる．

生成AIを超えろ!!

- ☑ 結果がすべて！　まずは結果を完成させよう！
- ☑ 結果のテキストと図表が完成すれば，残りのパートはスムーズに出来上がっていく．

9　美しい図を作成するヒント

ちょっと GPT に聞いてみよう！

先生，論文の図表ってどうやって綺麗に作るんですか？

自分が見て「これはいいな」と思った図表を参考にすることが多いね．実はね，綺麗な図表を作ることが，論文の受け入れられやすさに直結する．だから，時間をかけて，わかりやすく美しいビジュアルを作ることを心がけているよ．

なるほど．参考にする図表を探してみるのがいいんですね．

いろいろな論文を読んで，よさそうな図を見つけたら保存しておくんだ．そして，その図がどんなソフトウェアで作られているかを意識する．大切なのは，その研究の核となるメッセージを一目で伝えられるような図を目指すこと．最近は SNS 時代だから，文章よりもビジュアルで伝えることが増えてきているんだ．

図作成のコツってあるんですか？

論文の図はその研究の「顔」みたいなものだから，はじめからきちんと作ることが大事．あとから手を加えるより，最初から完成度を高めに設定するんだ．デザインの基本，たとえば，配置やフォントの大きさに気をつけて，わかりやすさを追求することかな．

生成 AI に図について相談することはできますか？

 実際の図を生成 AI で作成するのはちょっと難しいかもしれないけど，図の構成や，伝えたいメッセージについてアドバイスをもらうことはできるよ．ただ，最終的には自分のセンスや判断が重要になってくるよ．

 なるほど．図表も文章と同じで，いかに伝えたいことをクリアにするかが大切なんですね．

 まさにその通り．論文の図表は，読者にとって理解しやすいように，そして研究の価値をしっかりと伝えるために，綺麗に整えることがとても大事なんだ．それが，論文受理への近道になるよ．

■ 図表で論文の最も重要なメッセージを伝えろ

　　研究論文における図表で伝えることは，その研究の主要な結果である．裏を返せば，研究のコアの部分を視覚的に伝えられる，つまり効果的に伝えることができるということが図表の重要性であり，強力なツールたる所以である．

■ 図は見た目が9割

　　研究の主要な結果をビジュアルに伝えることは，無数にある研究論文の中で，読者の目にとまるためにも不可欠である．したがって，研究者は図表を作成する際に，その美的構成にも注意を払うべきである．**美しい図表は，論文の理解を深め，視覚的なインパクトを高める．図表を美しく作成するための工夫として，様々な論文を読み，優れた例を集めることが有効**である．綺麗な図表を作成するために使用されているソフトウェアを特定し，それを参考にすることで，自身の図表作成のスキルを向上させることができる．
　　図表の作成は，単にデータを視覚化するだけではなく，その配置やフォント

の大きさによっても，情報の伝達効率が大きく変わる．このため，図表のデザインにおける配置やフォント選択は，論文の採択に大きく影響を与える要素である．

■ 生成 AI 活用術 ─ どのような図を作ればよいか相談する

　生成 AI ツールを使用して図表を改善する場合，これらの視覚的要素に関するアドバイスを求めることもひとつの方法である．最終的には研究者のアートのセンスが求められるが，どのような図を作ったらよいのか見当がつかない場合にアドバイスを求めてもよい．

　今回用意した研究は，J Echocardiogr 2020; 18: 268-270 である，COVID-19の世界的なパンデミックの中で，エコー検査時に検査者は患者との近接を必要とするため感染リスクが特に高いという背景から，英語または日本語で話す際に発生する口腔液滴のエコー機のコンソール上での広がりを特定することを目的とした研究である．

　口腔液滴の広がりをどう表現したらよいのかのアドバイスをもらうため，以下のプロンプトを使った．適宜，それぞれの研究に合わせて修正して欲しい．

 You

あなたは科学論文のための優れたグラフィックコンサルタントです．
私は，話しているときに発生する飛沫の広がりに関する研究論文に取り組んでいます．この研究の結果を効果的に示すマップやグラフの作り方を提案してもらえませんか？
回答は英語でお願いします．

💬 **生成 AI**

For a research paper focusing on the spread of droplets generated during speech on a console, visualizing your data to highlight the key findings is essential for effectively communicating the impact of your research. Given the topic, an approach that combines clarity with visual impact will help your audience understand the spread patterns and potential implications for health and safety.

Here are a few suggestions:

1. Droplet Dispersion Simulation Visualization:

Description: Create a series of images or a short animation that simulates the dispersion of droplets during speech over time. Use a color-coded system to represent droplet density, with different colors indicating the concentration of droplets at various distances from the source (the speaker).

Tools: Computational fluid dynamics (CFD) software can be used to simulate droplet dispersion, and the output can be visualized using 3D modeling software or animation tools. For static images, software like Adobe Illustrator or Photoshop can enhance clarity and visual appeal.

Key Features:

Time Steps: Show the spread of droplets at different time intervals after speech has begun, highlighting how quickly droplets can disperse across the console.
Color Gradient: Use a gradient from warm to cool colors to indicate high to low droplet concentration, making it visually intuitive.
Annotations: Clearly annotate distances and significant points, such as the maximum spread observed and areas with high droplet concentration.

2. Comparative Bar Graph of Droplet Spread with and without Preventive Measures:

Description:
Use a comparative bar graph to show the effectiveness of various preventive measures (e.g., masks, barriers on the console) in reducing droplet spread during speech. Each preventive measure can be represented by a set of bars indicating the maximum spread distance of droplets with and without the measure in place.

Tools: Basic graphing tools in Microsoft Excel can create this graph, but for more sophisticated visuals and interactivity, consider using data visualization software like Tableau or programming languages like Python (with Matplotlib or Seaborn libraries).

Key Features:

Dual Bars for Comparison: For each preventive measure, use paired bars to directly compare the spread of droplets with and without the measure.

Color Coding: Assign different colors to each preventive measure for easy identification and comparison.

Hover Details: If digital, include hover-over or click-on details that provide additional information, such as the percentage reduction in droplet spread.

3. Heatmap of Droplet Concentration on the Console:

Description: Create a heatmap showing the distribution of droplet concentration on the console surface after a certain period of speech. This visual can highlight areas of the console that are particularly prone to droplet accumulation.

Tools: Geographic Information System (GIS) software for spatial data or specialized plotting functions in R or Python for creating heatmaps.

Key Features:

Color Intensity: Use color intensity to represent droplet concentration, with warmer colors indicating higher concentrations.

Console Outline: Overlay the heatmap on a scaled diagram or photo of the console to provide context.

Quantitative Scale: Include a color scale that quantitatively

describes droplet concentration levels.
By utilizing these visualization approaches, you can effectively convey the key findings of your research on droplet spread during speech, providing clear and impactful insights into the implications for console design and the effectiveness of preventive measures.

[振り返り]

　かなり広範かつ，包括的な回答が得られた．

　1の液滴分散シミュレーションの視覚化については，シミュレーションが可能な場合にはとても有効な手法であるが，本研究でわれわれが用いた手法とは異なるため，利用はできない．しかし主な特徴（Key Features）で述べられている時間間隔別の評価やカラーグラデーションを利用するとよいというアドバイスは有用である．

　2の予防策ありとなしの飛沫拡散の比較棒グラフについては，予防対策した場合の結果を示すとよいという，研究内容にも踏み込んだものとなっている．実際，本研究では査読の過程で，マスクの有無で液滴の飛沫拡散がどの程度異なるかの評価を追加しているため，興味深い．

　3のコンソール上の液滴濃度のヒートマップでは，まさに論文中でわれわれが最終的にたどり着いた図表そのものである（図1）．当時の論文の画像を以下に引用しておく．実際使ったソフトウェアについても，現実的なものを提示して

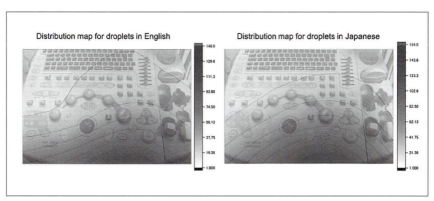

図1　Distribution map for droplets in English and Japanese
［J Echocardiogr 2020; 18: 268-270 より許諾を得て転載］

おり，アドバイスとして有効である．まさにこの指摘の通りに作ったかのような図表を過去に作っていたため，生成 AI の性能に驚かされる一例である．

 ## 生成 AI を超えろ!!

- ☑ 図表ではその研究の核を伝える！
- ☑ 論文の核だからこそ，最初から完成度の高いものを作れば，ほかの項目の作成が円滑に進む！
- ☑ 美しい図表を作れ！　そうでなければ人は見ない．
- ☑ 参考にしたいと思う図は保存しておこう！
- ☑ 生成 AI にどのような図が適切か聞いてみよう．

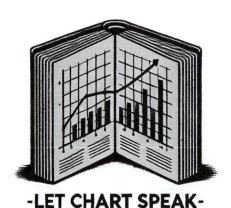

10 セントラルイラストレーション

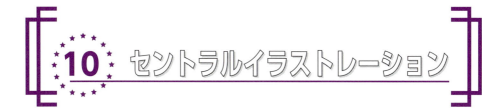
ちょっと GPT (Great Perfect Teacher) に聞いてみよう！

 先生，「セントラルイラストレーション（central illustration）」って何ですか？　図をど真ん中に置けばいいんですか？

 わかりやすいかもしれないけど，違うよ．最近要求される論文やプレゼンで研究の核心をビジュアルで表現した図のことだよ．研究の結果やメッセージを一目で伝えられるような，美しい図が非常に重要になってくるんだ．

 自分で作るんですか？　どうやってやるんですか？

 多くの場合は PowerPoint などのツールを使って自分で作ることになるよ．でも，センスが問われるところだから，いい図を見つけたら参考にするといいね．

 研究機関によっては，そういう図を専門に作ってくれる部署があるって本当ですか？

 あるみたいだね．でも，研究者としては，自分の研究をきちんとビジュアル化できる能力も大切だから，自分でも作れるようになるといいね．

 生成 AI でセントラルイラストレーションを作ることはできますか？

実は，生成AIを使って直接セントラルイラストレーションを作るのは難しいんだ．現時点でのAIは，既存のデータや図表をベースにして新しいビジュアルを作るのには向いていないからね．でも，アイディアを出すための参考としては使えるかもしれないよ．

じゃあ，論文のビジュアルは結局自分で工夫して作るしかないんですね．

そういうことになるね．でも，ビジュアル化するプロセス自体が，研究内容をより深く理解するいい機会にもなるから，積極的にチャレンジしてみて欲しいな．ときには，そういう「アートのセンス」が研究をさらに際立たせることもあるよ．

■ セントラルイラストレーションを作ってみよう

　研究論文におけるセントラルイラストレーションの作成は，研究成果を効果的に伝えるうえで重要な役割を果たす．現代においては，研究結果を単なるテキストとデータで伝えるだけでなく，それを視覚的に魅力的な形で提示することが求められている．このためには一定のデザインセンスが必要とされ，多くの研究者が新たなスキルを身につける必要に迫られている．
　セントラルイラストレーションの作成においてはPowerPointなどのプレゼンテーションソフトウェアを利用して自ら作成する場合が多い．研究のメインメッセージを一目で伝える能力が求められ，読者の注目を集めるためには，図がわかりやすく魅力的であることが重要である．
　筆者が研究留学していた米国のクリーブランドクリニックでは，論文に添付する図表をはじめとしたイラストを専門に作成する部署があった．これは研究者が研究内容を効果的に伝えるために必要なリソースを提供する一例である．
　しかし，多くの研究者はこのようなサポートを受けられるわけではなく，研究者自身が図表の作成にかかわることになる．生成AIの進化によりビジュアルコンテンツの作成が以前よりも容易になっているが，生成AIはデータを正確に反映した完全に新しいビジュアルコンテンツを作成することには限界があ

る．研究者は自分自身で図表のベースとなるデータを適切に解釈し，それをもとにセントラルイラストレーションを作成する必要がある．

　ここでも投稿先の論文に目を通すことは重要である．セントラルイラストレーションを採用している雑誌には，最近掲載された論文のすべてにセントラルイラストレーションがついているはずである．自分の研究の概要と似た研究を見つけることができれば，そのイラストレーションを参考に，自分の研究に当てはめて作成するのもひとつの方法であろう．

　セントラルイラストレーションは以下の点を含めて作成するとよい．

1. 対象患者の概要
2. 介入方法，比較方法
3. 主要評価項目に関する結果を数字も合わせて掲載する
4. 色合いは他の掲載されている図表も見て決める
　（雑誌によりイメージカラーがあることも多い）

　なお，雑誌によっては自分が作った図を，色合いを含めて書き直してくれるところもあるため，そのような場合は雑誌のイラストレーターに任せるとよい．たとえば循環器系だと Journal of the American College of Cardiology およびその姉妹誌はそのような対応をしてくれる．他領域でも同様の対応をしてくれる雑誌は多いだろう．投稿前に確認するとよい．

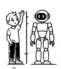 **生成 AI を超えろ!!**

- ☑ 視覚的訴求力の高いコンテンツの需要が高まり，最近の雑誌の多くはセントラルイラストレーションを掲載することとしている．
- ☑ 今のところ画像生成 AI でデータを適切にまとめた図表を作ることに不安が残るため，自分で作る必要がある．
- ☑ 内容の深い理解のためにも，クリエイティビティとセンスとスキルを磨いて，自分でセントラルイラストレーションを作ってみよう！

11　表の作成は注意

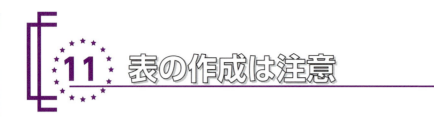

 先生，生成 AI って論文の表は作ってくれるんですか？

 生成 AI は確かに簡単な表を作ることはできるけど，論文に使うような重要なデータの表を AI に作らせるのはお勧めしないね．科学研究として正確さが求められる場面では，数字の揺らぎなんて許されないからね．

 じゃあ，表のデータは自分で確認しないとダメなんですね．

 そういうこと．生成 AI を使っても，結局は人の目で確認しなきゃいけない．とくに科学研究の結果として出す数字やデータは正確性が命．たとえば，0.1 くらいの違いでも大きな影響があるから，細心の注意を払う必要がある．

 なるほど，論文の正確さを保つためには，AI よりも自分のチェックが大事なんですね．生成 AI を使うときは，どこで使って，どこで使わないか，しっかり区別して使うことが重要なんですね．

 その通り！　AI の力を借りつつも，最終的な責任は自分にあることを忘れずにね．AI を賢く使って，よりよい研究成果を目指そう．

■ なにより大事なのは論文の信頼性

　文章生成 AI は非常に便利なツールで，様々な文書の草稿を作成する際に有効であるが，科学論文の表の作成においては，AI を利用することは推奨しない．これは論文における結果について，統計量を含む表を AI が作成するとその正確性や信頼性に影響を及ぼす可能性があるからだ．

　科学研究においては，結果の正確性が極めて重要であり，0.1 といった小さな数字の違いが研究の解釈に大きく影響を及ぼすこともある．したがって，研究結果を表現する表においては，生成 AI による揺らぎを許容することはできない．科学的なデータやオリジナルの結果を扱う際には，研究者自身が直接データを処理し，表を作成することが最も確実である．

　また，生成 AI を用いて表の生成をしたとしても，結局その後の確認作業が必要になる．研究論文内の数字を生成 AI にすべて任せた場合，最終的には研究者自身がその正確性をひとつひとつチェックしなければならないため，このような作業はむしろ時間がかかり効率的ではない．

　たとえば当直表のように，最終的に人の目で確認される文書に関しては AI を利用することが有効だろうが，科学論文の表については最初から研究者自身が手を動かして作成するほうが時間も早い．

生成 AI を超えろ !!

- ☑ 表は研究の結果を扱う「論文の命」である．必ずオリジナルデータのまま掲載されなければならない．
- ☑ データのぶれが論文の信頼性を損なう．優先すべきは論文の信頼性の担保である．
- ☑ 仮に生成 AI を利用したとしても，結局確認が必要である．

12　指導者と相談するタイミング

ちょっとGPT(Great Perfect Teacher)に聞いてみよう！

　先生，論文の図表ができたら，次に何をするべきですか？

　もし指導者がいるなら，論文をどの雑誌に投稿するか，その結果で本当に大丈夫かという最終チェックの意味で，論文の図表ができた時点で研究の指導者に相談するといいよ．指導者の判断は非常に重要だからね．

　指導者がいない場合はどうしたらいいんですか？

　指導者がいない場合は，自分でしっかりと判断するしかないね．その場合，論文の図表を作成した時点で，自分の研究がどの段階にあるのか，しっかり振り返ることが大切だよ．自分の研究結果に自信が持てるようにしっかりと検討してみよう．

　つまり，この段階での確認は，論文作成の point of no return みたいなものなんですね．

　そのおしゃれな表現いいね！　まさにそうで，この時点でしっかりと確認しておかないと，あとから大きく手を加えることになり，非常に手間がかかるからね．結果が変わると，研究の背景や全体の構成も変わってくる可能性がある．だから，しっかりとこの時点で確認して，研究の方向性を再確認することが，後悔しないための重要なステップなんだよ．

この部分は生成 AI に相談できるんですか？

 生成 AI からある程度のアドバイスはもらえるかもしれないけど，投稿誌の選定や研究の結果が本当に十分かどうかという点は，まだ人間の経験や知識が必要なんだ．生成 AI は便利だけど，ここはやっぱり人の判断が大事．

■ Point of no return の見極め

　図表作成後のこの時点を"point of no return"と考えることができる．**結果が変更されると，研究の Background や全体の構成が大きく変わる可能性がある**ため，引き返しができないという意味である．そのため，この段階で研究内容を再評価し，指導者に相談する，または自己評価を行うことが，研究プロジェクトを成功に導くうえで非常に重要である．指導者がいない場合は，研究者はこの段階で独自の判断を下す必要があるため，相談相手として AI ツールを活用したい．

■ 図表ができたら指導者に相談

　論文執筆のプロセスにおいて，**図表が完成した段階は，研究の方向性を確認し，最終的な成果物を完成させるための重要なフェーズ**である．この段階で，プロジェクトの主要指導者に相談することは研究者にとって有益である．指導者への相談は，研究の内容が適切か，さらにデータ収集や解析が必要かどうかの最終チェックとなる．また投稿雑誌の選定をするのもこの段階である．
　すべての研究者が指導者に相談できるわけではなく，指導者がいない場合や指導者に相談できない状況では，AI ツールが相談相手として機能する可能性がある．ただし，残念ながら研究結果の解釈や投稿先の判断においては，生成 AI の現在の能力には限界があり，研究の質と方向性を左右する重要な決定にはそれなりに経験のある研究者の判断のほうが有益である．生成 AI は結果に基づき投稿誌を提案してくれるかもしれないが，**人間の指導者が持っている，**

査読プロセスや国際的な研究コミュニティとのかかわりにおいて得られるニュアンスまでは伝えてくれないのが現状である．

■ 生成 AI 活用術 ― 現時点までの原稿で意見をもらおう

　この時点で完成している部分（Abstract＋図表）を PDF にして，生成 AI に評価してもらうことが可能である．数字情報などの流出が心配である場合は，注意しよう．ただし，数字情報をマスクしたものをアップロードしても回答は得られる．

　今回用意した研究は J Am Coll Cardiol 2015; 66: 376-384 に掲載された，6 分間歩行負荷心エコー検査を使用した膠原病患者における将来の顕性肺高血圧症の予測に関する研究の，初期のドラフトを使った．Figure 1 は representative case，Figure 2 は Kaplan-Meier 曲線，Figure 3 は prognostic incremental value を示した図である．Table には患者背景をまとめ，アウトカムである将来の顕性肺高血圧症と各種指標との関連を記載していた．

 You

　［J Am Coll Cardiol 2015; 66: 376-384 の Abstract＋図表の PDF をアップロード］
あなたは非常に優秀な主任研究者です．今，私は研究プロジェクトの非常に重要な段階に来ていて，図と結果の作成が終わったところです．この段階は，いわば "point of no return" で，ここから何か修正すると，研究の背景や全体構成に大きな変更が必要になる可能性があります．このフェーズの重要性を考慮し，先に進む前に，結果の正確性と妥当性をしっかり確認していただきたいと思っています．そこで，図と結果を示しますので，フィードバックをお願いします．
これらの結果が明確で正確かどうか，また，その意味するところについて，ぜひご意見をください．何かわかりにくい点や，さらに説明や分析が必要な部分があれば教えてください．
回答は英語でお願いします．

生成 AI

Your research on the prediction of future overt pulmonary hypertension (PH) in patients with connective tissue disease (CTD) using six-minute walk (6MW) stress echocardiography is comprehensive and addresses a critical area in cardiovascular medicine. The use of 6MW stress echocardiography to assess the pressure-flow relationships of the pulmonary circulation and its role in predicting the differential progression of PH is innovative and valuable. Here are my insights based on the figures and document you've provided:

Clarity and Presentation of Data

Figures: The figures provide a clear visual representation of your findings. They effectively illustrate the changes in tricuspid valve regurgitation velocity (TR-V) and mean pulmonary artery pressure (mPAP) before and after the 6MW test, as well as the risk of developing PH over time in relation to 6MW distance and mPAP-Q slope. However, it could be beneficial to include legends or labels directly within the figures for easier interpretation, especially for readers less familiar with the subject matter.

Tables: The clinical variables and univariable associations with the development of PH are well-presented. These tables succinctly summarize patient demographics, baseline hemodynamics, and key outcomes, facilitating quick comprehension of the study population and main findings.

Accuracy and Rigor

Your methodology appears thorough, and the adjustments for age and gender in the Cox proportional-hazards model enhance the validity of your findings. The significant predictors of PH development identified—6MW distance, early diastolic tricuspid annulus motion velocity (TAM-e'), and $\Delta mPAP/\Delta Q$—underscore the potential of 6MW stress echocardiography as a predictive tool. It might be useful to discuss any potential biases or limitations of your study design and statistical analysis to provide a balanced view of the findings.

Potential Implications

Your study adds significant value to the field by highlighting non-invasive methods to predict PH development in CTD patients. The implications for early detection and intervention could substantially impact patient management and outcomes. It would be beneficial to discuss how these findings might influence current clinical practices or guidelines for managing CTD patients at risk of developing PH.

Areas for Further Clarification or Analysis

Subgroup Analysis: If not already conducted, a subgroup analysis considering different types of CTD (e.g., systemic sclerosis vs. lupus) might reveal specific patterns or risks associated with PH development in these populations.

Longitudinal Follow-up: Longer follow-up periods could provide deeper insights into the progression of PH in these patients and validate the predictive power of the 6MW test over time.

Mechanistic Studies: Exploring the underlying mechanisms behind the changes in hemodynamic responses observed during the 6MW test could offer valuable information about the pathophysiology of PH development in CTD.

Overall, your research is well-conducted and presented, with clear potential to contribute significantly to the field. Addressing the points above could further strengthen the study's impact and relevance.

［振り返り］
・データの明確さと表現
・正確さと厳格さ
・研究の影響
・追加解析
についての現時点でのコメントについて表示された.
図表をわかりやすくする工夫について，研究デザインについてのアドバイス

が得られている．また，研究の影響については，ガイドラインに対する効果について考えるとよい，などのアドバイスがある（なお，本研究で使用された指標は2022年の欧州肺高血圧症ガイドラインの診断基準に採用されている）．

特に注目したいのが追加解析についてであり，サブグループ解析の必要性，追跡期間の延長，血行動態の評価によるメカニズムの解明についてのコメントがあった．このうち，血行動態評価に関しては，投稿時の最初のリバイスの際に侵襲的な血行動態評価のデータを論文に含めるよう査読者から指示があったことが思い出される．

生成AIを使い要所で研究を振り返ることは，あたかも論文制作の同伴者と伴走しているかのようである．特に指導医不在の場合に試してみるとよいだろう．

生成AIを超えろ!!

- ☑ 論文の核である図表ができた段階が研究のpoint of no return！引き返せないから，再度全体を丁寧に確認しよう！
- ☑ 図表ができたら指導医に相談しよう．指導医がいなければ，自分でじっくり検討しよう．生成AIに相談するのも一案．
- ☑ 人間の指導医のほうが投稿する雑誌の選定を含めより適切な意見をくれるが，生成AIも実際的な提案をしてくれる．

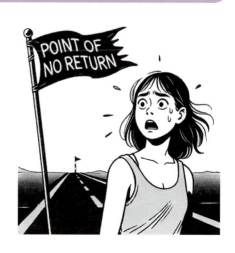

13　背景（Background）

ちょっと GPT (Great Perfect Teacher) に聞いてみよう！

先生，論文の Background はどうやって書きますか？

Background は研究開始のときに計画して出来上がっているものだから，それを英語化するだけで大丈夫な部分だよ．まず，やってみようか．

そういわれると思って，実は先に作ってみたんですけど，なんとなくしっくりこないんですよね…

そんなときは，研究の目的と結果をもう一度見直してみるのがいいね．目的と結果の文章の流れを確認し，その結果がどういう意味を持つのかを明確にするような Background へと修正するという方法もあるよ．

それは，結果を見て，それにつながるような背景を書くということですか？

論文で最初に目に入る部分が Background なので，ここでの文章の流れが悪いと，読む気がなくなってしまうんだ．背景から目的・結果に至るまでの文章が，一連のシリーズとして捉えられることが重要．そのために，慣れていないうちは結果から逆算するのもひとつの方法としてはアリかな．Background を使うことで，目的・結果の部分がなぜ重要なのかを説明できるようにね．

逆算…ですか．

特に観察研究では，研究が進むにつれて初期の段階で想定していた内容から変更が必要になることもあるから，結果によって Background を再構築することもありうる．Background は研究の目的をサポートするためのものであることを忘れずに．つまり，生成 AI を使って Background を作る際には，その研究の目的から予想される結果の情報をしっかりと提供することが重要だね．

生成 AI で Background を作るときに気をつけることはありますか？

生成 AI を使って初期のドラフトを作ることはできるけど，重要なのは自分でしっかりと参考文献を読んで，そのストーリーに矛盾がないかを判断することさ．生成 AI が提案した参考文献だけを読むのではなく，自分でその分野の文献を広く調べ，理解を深めることが大切だよ．特に Background を作る段階では，その研究分野の最新の知見をしっかりと把握しておく必要があるからね．

なるほど，テクノロジーを活用しつつ，基本に忠実に研究を進めるわけですね．

テクノロジーはあくまで支援ツール．研究の質を決めるのは，結局は研究者自身の努力と洞察力だよ．

■ 背景の出来により結果の意義がより明確になる

　語弊がないように繰り返しになるが，そもそも Background は研究開始のときに倫理委員会の承認を得るステップの時点で出来上がっているものであり，この時点で一から作るものではない．しかし，論文における Background セクションは，倫理委員会提出時に作った背景と比較して，より研究の内容に即し

たものであるほうがよい．論文は誌面が限られており，背景でもできる限り簡潔に要点を伝えないといけないため，結果に基づいて Background を再構築することで，その結果が持つ意味を際立たせることを意図するものである．この方法は，研究の目的と背景を適切に整理することに役立つ．

　ひとつ例にあげると，たとえば私の学位論文である J Am Coll Cardiol Img 2009; 2: 1147-1156 では，心不全のバイオマーカーである BNP (脳性ナトリウム利尿ペプチド) と心エコーの指標の相関を調べていたが，査読の過程で，より臨床的に意味のある指標である肺動脈楔入圧との関係性を見るほうがよいとの指摘を受けた．これにより研究の焦点が変わり，それに伴って Background も再構築された．特に，観察研究など振り返り研究の Background を構築する場合には有効である．

■ 生成 AI 活用術 ― 初稿原稿を作ってもらおう

　ここで，生成 AI の活用が考えられるのは，Background の初稿作成，参考文献の提案である．生成 AI には特定の研究テーマに基づいた文献のサマリーを生成する能力があるため，研究の Background 構築に役立つ可能性がある．

　今回用意した研究は J Am Soc Echocardiogr 2021; 34: 966-975 に掲載された，左房ストレイン (left atrial strain) 解析が心不全症例における治療後の左室駆出率改善を予測できるかどうかを評価した論文の目的を抜粋して使った．

 You

あなたは医療分野に精通した執筆者です．私は，興味深くかつ科学的に厳密な研究論文の作成を手伝ってほしいと思っています．研究の目的を概説しますので，それに基づいて文章を作成するサポートをお願いしたいです．サポートしていただける場合は，「はい」と答えてください．

💬 **生成 AI**

はい，サポートする準備ができています！研究の目的を教えていただければ，それに基づいて論文の文章作成をお手伝いします．

You

以下が私からの依頼のための情報です．

研究の目的:

［ここに研究の目的を入れる］

私たちは，左房（LA）ストレインが，心不全（HF）で入院しはじめは低い駆出率（EF）を示していた患者のうち EF が回復した患者を特定するうえで重要な役割を果たす可能性があると仮説を立てています．

イントロダクションの構成は以下の通りとしてください．

・Background
・すでに知られていること
・未解明の点
・Objectives

イントロダクションの詳細な構成案を提案してください．各セクションには，少なくとも 3 つの内容を箇条書きでまとめてください．回答は英語でお願いします．

 生成 AI

Introduction

1. Background

Heart Failure (HF) Overview: Briefly define HF, emphasizing its impact on public health, prevalence, and mortality rates. Highlight the importance of early diagnosis and effective management.

Ejection Fraction (EF) in HF: Discuss the role of EF in diagnosing HF, differentiating between HF with reduced EF (HFrEF) and HF with preserved EF (HFpEF), and its prognostic significance.

Left Atrial (LA) Function and HF: Introduce the concept of LA function, its importance in cardiovascular health, and how alterations in LA function are associated with HF progression.

2. What is Known

Current Diagnostics and Limitations: Overview of current diagnostic tools for HF (e.g., echocardiography, MRI), focusing on their limitations in accurately assessing cardiac function and predicting outcomes.

LA Strain as a Diagnostic Tool: Summarize existing research on the use of LA strain measurements for evaluating cardiac function, particularly in HF patients. Highlight studies that demonstrate its predictive value for cardiac events.

EF Recovery and Clinical Outcomes: Discuss evidence on the recovery of EF in HF patients and how it affects clinical outcomes, including survival rates and quality of life.

3. What is Unknown

LA Strain and EF Recovery Relationship: Highlight the gap in research regarding the specific relationship between LA strain and the recovery of EF in HF patients. Emphasize the lack of predictive models incorporating LA strain for this purpose.

Clinical Implications of LA Strain in HF Management: Point out the unexplored potential of LA strain measurements in guiding therapeutic decisions and improving patient management, particularly in those with recovered EF.

Long-term Outcomes Based on LA Strain: Identify the need for studies investigating how LA strain measurements correlate with long-term outcomes in patients with HF, especially after EF recovery.

4. Objective

Study Hypothesis: Clearly state the hypothesis that LA strain could help identify patients with recovered EF among cases of HF with low EF on admission.

Importance of the Study: Elaborate on how understanding the relationship between LA strain and EF recovery could advance HF diagnostics, treatment strategies, and ultimately patient outcomes.

Expected Contributions: Outline the potential contributions of the study to the field, including filling the identified knowledge gaps and providing a basis for future research on the use of LA strain in HF management.

—— **166** ——

This detailed structure aims to provide a comprehensive roadmap for writing your Introduction, ensuring it lays a solid foundation for the rest of your manuscript by clearly setting the stage for your research objectives.

[振り返り]

　全体を通して深い洞察をこのプロンプトのみで加えることは難しいため，内容は無難すぎる内容に終始しており，自身の研究に完全に即した背景にはなっていない．たとえば，わかっていること，わかっていないことに関しても，目的から推察されるレベルから出ていない．

　一方で，全体的な構成は指示通り，すなわち背景において必要な要素である，①現状でわかっていること，②わかっていないこと，③その問題点，についてまとめてくれているため，この内容からより専門的な記述に変えていくことで，最初から英語文を作成するより随分手間が省けるだろう．

　本研究のアドバンテージは，left atrial strain は新たな指標であり，2D スペックルトラッキング法の登場により計測が可能になった点であるため，その部分についてプロンプトを追加し膨らませてみよう．以下に追加のプロンプトを示す．

 You

心エコー検査における 2D スペックルトラッキング法の説明を詳しく追記してください．

 生成 AI

Here are the key points about 2D speckle tracking echocardiography that can be elaborated upon in the Background section:
Precision and Detail: It quantifies the heart's movement with exceptional precision, providing detailed measurements of the heart's deformation (strain) during each beat. This enables a more nuanced understanding of heart function beyond what traditional measures, like ejection fraction, can offer.
Comprehensive Assessment: This method assesses the heart's mechanics in multiple dimensions, including the longitudinal, cir-

cumferential, and radial aspects of heart movement. This comprehensive approach helps in identifying subtle dysfunctions that might go unnoticed with conventional echocardiography.

Clinical Applications: By offering insights into the heart's mechanical patterns, 2D speckle tracking can aid in the diagnosis and management of various cardiac conditions, including heart failure, ischemic heart disease, and cardiomyopathies. It is particularly valuable in detecting early stages of cardiac dysfunction, even before symptoms arise or ejection fraction decreases.

Advancements Over Time: The technology and software for speckle tracking have continuously evolved, enhancing the accuracy and reliability of measurements. This evolution has expanded its applications and utility in clinical practice.

Accessibility and Non-invasiveness: As an extension of standard echocardiography, 2D speckle tracking is non-invasive and widely accessible. It does not require any additional special equipment beyond a conventional echocardiography machine with the necessary software, making it a practical tool in various healthcare settings.

[振り返り]

今回の研究のアドバンテージを掘り下げてくれている．こちらも一般的な知識がほとんどであるが，体系づけてまとめてくれるため，頭の中を整理しやすい．これを先程の一般論が中心だった背景の文章と組み合わせることで，よくまとまった背景になってくる．

■ 記述の責任は著者であるあなたにある

　もちろん，記述についての正確性は論文検索などで原著論文に目を通し，確保しておく必要がある．研究者は生成 AI が提供する情報に完全に依存するのではなく，提案された文献を自ら確認し，内容を理解したうえで論文に取り入れる必要がある．Background の作成においては，結果の解釈や研究の方向性を決定づける重要な要素を含むため，AI のサポートを受ける場合でも，研究者自身の判断が最終的に必要である．そのため，生成 AI を活用する際には，

提供された情報の精度を自ら確認し，研究のコンテキストに適切にフィットするよう注意深く選択することが重要である．

生成AIを超えろ!!

- ☑ 結果に基づいて背景を検討し直せば，よりいっそう結果の意義が明確になる．
- ☑ 得られている情報から生成AIに草稿を考えてもらおう．
- ☑ 生成AIが作る文章の構成はよい．ただし．無難すぎる内容が多い．
- ☑ 一般論に終始している部分に絞って，再度生成AIに聞いてみよう．
- ☑ 論文の責任は著者であるあなたにある．

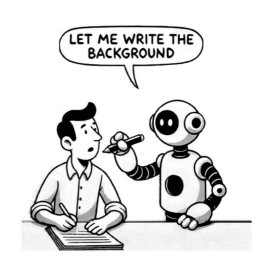

14 方法（Methods）

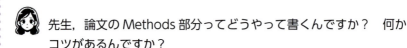

- 先生，論文の Methods 部分ってどうやって書くんですか？　何かコツがあるんですか？

- Methods の書き方は大体決まっているんだ．小見出しを最初に全部決めておいて，そのあとで内容を埋めていく方法を取っているよ．

- なるほど，他の研究をどれくらい参考にすればいいんですか？

- 自分の研究と似たような研究を見つけたら，その Methods のセクションを特に参考にするといいよ．特別な表現技法は必要なく，読みやすくしてね．重要なのは，自分が実施した研究内容を正確に反映させることだよ．

- Methods を正確に書くって，そんなに大事なんですか？

- とても大事だよ．Methods の正確さは研究の再現性を保証するからね．もし Methods がいい加減だと，他の研究者が同じ研究を再現できなくなる．それは科学論文として致命的な欠陥になるんだ．

- 生成 AI を使って Methods を作るのはどうですか？

統計の検定方法を生成 AI に相談してみるのもいいかもしれないね．ただし，生成 AI が提案する根拠やデータは必ず自分で確認する必要があるよ．生成 AI は便利だけど，ときには間違った情報を提供することもあるから，その点は注意が必要だよ．

それでも統計のアドバイスはもらえるんですね．

うん，ただし「これで本当に大丈夫？」という疑問を持つことが大事．特に統計は研究の信頼性に直結するからね．

■ Methods に個性は必要ない．型にはまろう

　論文執筆における Methods セクションの重要性は非常に高い．Methods の書き方は大体決まっている．Methods を書く際には，小見出しをすべて決めておくという方法が効果的である．たとえば，基本的な構成は 5 つの小見出しで成り立っていることが多い．これらの基本的な枠組みに沿って，具体的な研究内容を埋めていく形が一般的である．たとえば，J Am Heart Assoc 2024; 13: e033289 の論文を参考にすると，

　　Study design and patients
　　Data collection and outcome
　　Echocardiographic assessment
　　Follow-up echocardiography
　　Statistical analysis

からなる．何らかの介入がある場合は，Intervention/Control の小見出しをつけるとよい．
　研究の Background を調べる際に見つけるであろう既存の類似研究を参考にすることは非常に有効である．Methods セクションの小見出しを参考にすることで，読みやすい Methods セクションを構築できる．重要なのは，読みやすさであり，小見出しの個性は必要ない．すでに確立されたフォーマットに自身

の研究内容を反映させることがポイントである．

Methods セクションは研究の再現性を担保するため，正確性が求められる．小さな間違いも，科学論文としての信頼性を損ねることになりかねないため，細心の注意を払って記述する必要がある．

■ 生成 AI 活用術 ― 統計手法を聞いてみる

生成 AI を活用する場合，**統計手法について相談する**のはひとつの有効な利用法である．統計学者が身近にいないときに，**「このデータに基づいて，どのようにして特定の仮説を証明できるか」**といった質問を生成 AI に投げかけることで，有益な回答を得られる場合がある．しかし，生成 AI が提供する情報の正確性や根拠としてあげられたデータの信頼性を鵜呑みにせず，提案された統計手法については自身で調査するか，統計に詳しい人に確認し，その適性を確認しなくてはいけない．

生成 AI はあくまで取っかかりを提供するツールであり，最終的な判断は研究者自身が行うべきである．また，**Methods セクションの記述においては，実際に使用された機械や試薬，手法に関する最新の情報を正確に反映させることが絶対条件**である．誤った情報を記載してしまうと，研究の信頼性に大きな影響を与えてしまうからである．

ここでは「**方法論のアドバイスをもらう**」という使い方を提案したい．先ほども紹介した J Am Heart Assoc 2024; 13: e033289 に掲載された論文は，心エコー指標が心臓弁膜症のカテーテル治療後にどのように変化するのか，その変化が予後にどの程度のインパクトがあるかを示した論文であるが，2 群間で経時的な変化を捉える統計手法がわからないとき，というケースを想定した．

 You
異なる 2 つの患者グループの，経過中のパラメータの変化に差があるかどうか検証したいです．このような場合，どのような検定を用いるべきでしょうか？ 英語でお願いします．

生成 AI

When comparing changes in echo parameters (echocardiographic parameters) between two groups of patients over the course of a disease, the choice of statistical test depends on the type and distribution of the data, as well as whether the same patients were measured at different times or if there are two distinct groups of patients. Here are some common statistical tests and scenarios for their use:

Paired t-test: If the same patients are measured at different times (before and after the course of the disease) and the echo parameters are continuous and normally distributed, a paired t-test can be used to compare the mean difference between the two time points within the same group.

Wilcoxon signed-rank test: If the data are not normally distributed or are ordinal, the Wilcoxon signed-rank test, a non-parametric alternative to the paired t-test, can be used to compare the median differences between two related samples.

Independent t-test: If there are two distinct groups of patients (e.g., treatment group vs. control group) and the echo parameters are continuous and normally distributed, an independent t-test can be used to compare the mean changes in echo parameters between the two groups.

Mann-Whitney U test: If the echo parameters are not normally distributed or are ordinal, the Mann-Whitney U test can be used as a non-parametric alternative to the independent t-test to compare the median changes between two independent groups.

ANCOVA (Analysis of Covariance): If there is a need to adjust for baseline differences or other covariates while comparing the changes in echo parameters between two groups, ANCOVA can be used. This test is suitable for continuous variables and assumes a linear relationship between the dependent variable and covariates.

Repeated Measures ANOVA: If you have multiple measurements over time and want to compare the changes in echo parameters across different time points between two or more groups, repeated measures ANOVA can be applied. This test assumes the data are normally distributed and considers the correlation between repeated measures.

Mixed-Effects Models: For more complex data structures, including repeated measures data with missing observations or varying numbers of measurements across patients, mixed-effects models (also known as multilevel models) can be very useful. These models can handle data that violate the assumptions of simpler methods like repeated measures ANOVA.

Choosing the right test depends on the specific characteristics of your data, including the distribution of the echo parameters, whether measurements are paired or independent, and the presence of any covariates or repeated measures. It may also be beneficial to consult with a statistician to ensure the appropriate analysis technique is applied.

［振り返り］

　どの統計を利用したらよいかわからないときに，どのような手法があるのかを聞くとこのように列挙してくれる．実際の論文で使われた手法も含まれていた．今回はロールを特に指定しないプロンプトを使うことで，選択肢を広げて出してくれた．たとえば，「優れた統計学者」のようなロールを与えればより専門的な内容に踏み込んだ記述になるが，初学者には逆にわかりにくくなる可能性がある．自分の欲しい返答のレベルに合ったロールを与えるのも重要である．

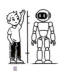

生成AIを超えろ!!

- ☑ Methods は再現性を担保するために正確性が大事．型にはまった書き方をしよう．
- ☑ 小見出しを先に書く．先行論文の真似をする．
- ☑ 生成AIに統計手法を提案してもらおう．
- ☑ ロールを指定すると難し過ぎる解説がくる．自分のレベルで質問しよう．

5章 論文執筆に生成AIを使いつくす

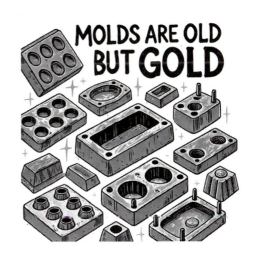

15 結果（Results）

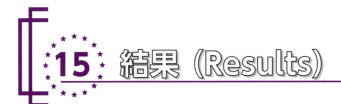

 先生，Results のセクションはどうやって書けばいいんですか？　なにかコツみたいなものはありますか？

 Results にもお作法がある．まず患者の背景情報から始めて，どんな介入を行ったかを説明するんだ．そして，その結果をまとめる．この型に沿って書けばいいんだけど，大事なのは図や表の内容を文章でしっかり説明すること．単に「図を参照」と書くだけではダメで，図や表の重要なポイントを文章でしっかり解説する必要があるんだ．

 ちょっと難しそうですね…

 確かに．でも生成 AI をうまく使えば，その部分を助けてもらうことができるよ．ただし，図や表の重要なポイントを選ぶのは生成 AI にはできないから，それは自分で考えないといけない．どの情報を特に強調したいかを決めてから，その部分を文章化するんだ．

 生成 AI を使って文章をまとめるって，どういう感じですか？

生成 AI に Results の文章を書いてもらうと，繰り返しになりがちな部分をうまくまとめてくれる．私たちが書くと，「A は B で，C は D」という感じで単調になりがちだけど，生成 AI はそれをもっと読みやすい形に直してくれる．ただ，生成 AI に数字を扱わせるときは注意が必要だよ．ハルシネーションによって数字が変わらないように気をつけながら使わないといけないよ．

解釈とかはどうするんですか？

Results セクションでは，基本的に解釈はしないんだ．結果を淡々と，わかりやすく説明していくスタイル．特に，主要評価項目が明確な場合は，それをもとに結果を提示することを心がけるといいね．個人的な解釈を加えるのではなく，データが何を示しているのかを客観的に伝えることに注力するんだ．

なるほど，客観的に結果を伝えることが重要なんですね．

そうだね．Results は研究の核心部分だから，読者が結果を理解しやすいように，明確かつ簡潔に伝えること．そして，それを支える図や表の内容をしっかりと文章で補足することが求められるよ．生成 AI のようなツールを使うときは，この基本に忠実であることを忘れないでね．

■ Results のお作法とは

　論文の Results セクション執筆におけるお作法は，研究の結果を明確かつ効果的に伝えることにある．形式が比較的決まっており，その内容をいかにわかりやすく提示するかが鍵となる．①患者背景の紹介から始め，②介入措置の説明，③群間比較，そして④主要評価項目に対する結果の具体的な数値をまとめる流れが一般的である．

　重要なのは，図表をただ示すだけでなく，その中の重要なポイントを文章で

詳しく説明することである．図表が事前に完成している場合，それらをわかりやすく説明する．また，患者の背景や主要評価項目に関しては，明確に記述し，読者が研究の結果を容易に理解できるようにすることが大切である．

　結果の解釈はこの部分では記載しない．研究の結果を客観的に提示することが重視される．

■ 生成 AI 活用術 ― ぎこちない英文を修正してもらおう

　Results の文章化にあたっては，生成 AI の利用が有効である場合がある．特に，結果の記述が繰り返しとなりがちな場面で利用すると，内容を効果的にまとめた文章を得ることができる．ただし，数字の再現性に注意が必要である．生成 AI は数字を正確に扱うことに弱点を持つため，AI が提案した文章の数値は必ず元のデータと照らし合わせて確認する必要がある．

　ここでは結果を記載してみたが，もっと読みやすい形にできないだろうか，というケースを想定した使い方を提案する．J Am Soc Echocardiogr 2017; 30: 1021-1027 に掲載された研究で，心エコーにより計測した心外膜脂肪厚が，冠攣縮性狭心症と関連することを示した論文である．大学院生の 1st draft の表記が残っていたので，こちらをプロンプトを使ってよりわかりやすい形に変えられないかトライしてみた．

 You

あなたは医療分野に精通した執筆者です．学術論文の文章の言い換えを手伝ってください．以下にたたき台となる英語のテキストを記載しますので，再構築してください．たたき台となる文章の意図を保ちながら，文構造を大きく変え，学術的なトーンを維持してください．返信には，改善された文章のみを記載し，説明的な内容は避けてください．
Echocardiographic EAT thicknesses were able to obtained from all 71 subjects for the validation study. There was no significant differences in the EAT volume measurements between end-systole and mid-diastole. On the other hand, both echocardiographic EAT thicknesses (EAT-AIG and -RV) were greater in systole than in diastole. Each echocardiographic EAT thickness correlated well

with the EAT volume (Table 1). Both systolic EAT-AIG and systolic EAT-RV were correlated well with the systolic EAT volume, respectively. Diastolic EAT-AIG and diastolic EAT-RV were also showed significant but modest correlations with the diastolic EAT volume, respectively (Figure 2). Echocardiographic measurements of EATAIG and EAT-RV thicknesses were almost identical to CT derived thickness of EAT-AIG and EAT-RV, respectively. Analysis of the intraobserver and interobserver variability of the evaluated methods showed a good correlation for the systolic and diastolic EATAIG thickness.

💬 生成 AI

Echocardiographic measurements of epicardial adipose tissue (EAT) thickness were successfully acquired from all 71 participants in the validation study. The volume measurements of EAT between the end-systolic and mid-diastolic phases showed no significant variance. However, echocardiographic assessments of EAT thickness, both EAT-AIG and EAT-RV, revealed higher values in systole compared to diastole. There was a strong correlation between each measured echocardiographic EAT thickness and the overall EAT volume (Table 1). Specifically, the thicknesses of systolic EAT-AIG and EAT-RV demonstrated a strong association with systolic EAT volume. Similarly, diastolic EAT-AIG and EAT-RV thicknesses exhibited significant, albeit more modest, correlations with diastolic EAT volume (Figure 2). The echocardiographically measured thicknesses of EAT-AIG and EAT-RV were virtually equivalent to those obtained via CT for EAT-AIG and EAT-RV, respectively. The analysis concerning intraobserver and interobserver variability in measuring methods indicated a reliable correlation for both systolic and diastolic EAT-AIG thickness.

［振り返り］

　内容は変えない，言い換え用のプロンプトであるため，大きな構文の変更はないが，より読みやすい形になっている．特に前の形では showed を多用して

いたが，よりスマートな言い替えができている．一方で，普段自分が使わないような英語が使われている場合もあるので注意したい．たとえば，私は virtually という副詞はまず使わない（より表現の柔らかな almost を使う）．

　上記の例はある程度背景の表現が出来上がったものを使っているため効果を感じにくいが，初学者が見様見真似で作ったものを修正する際には，より効果は実感できるだろう．

　生成 AI の活用は，文章の流れを改善し，より読みやすいテキストを作成する際に役立つが，最終的な内容の正確性を保証するためには，研究者自身の厳密な確認作業が不可欠である．これは，科学論文としての信頼性と再現性を確保するために重要なプロセスである．

 生成 AI を超えろ!!

- ☑ Results には一般的な流れがある．型にはまった書き方をしよう．
- ☑ 主要評価項目は明記する．
- ☑ 生成 AI には，文章の繰り返しやぎこちなさを解消してもらおう．
- ☑ ただし，自分が知らない英語は使わないこと．

16 考察（Discussion）その①

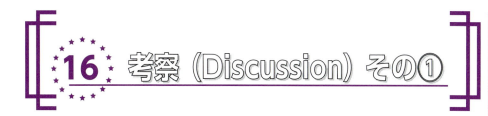

先生，Discussion を書くときに特に気をつけるべきことはありますか？

Discussion は特定のパーツで構成される．まず最初に「結果のサマリー」から始めるのが一般的だよ．5〜6 行で結果を要約すること．これだけで半ページくらい埋まるから，一気にできた感じがするんだ．

まずは「結果のサマリー」ですね．書くのが難しそうですね．

最初に要約させるのは，臨床における症例のプレゼンテーションでも重要な能力だよね．生成 AI を使えば「考察における結果のサマリー」を簡単に作成できるんだ．ただ，生成 AI には癖があるから，自分の好みに合わせてカスタマイズする必要があるよ．たとえば，一文で全部をまとめるスタイルや，重要な結果をポイントであげる方法など，好みのスタイルを生成 AI に指示すればいい．

Discussion のほかの部分はどう進めればいいんですか？

ほかの部分というのは，いわゆる Limitations と Conclusions だね．Limitations を生成 AI に尋ねると，一般的なものから意外なものまで提案してくれるから，役立つよ．ただ，Limitations の細かい部分は自分で考える必要がある．Conclusions については，Abstract を書いた時点で大体の内容は決まっているはずだから，そこから展開していくといい．

Conclusions も生成 AI で作成できるんですか？

 Conclusions は，基本的には Abstract で書いた内容をベースに，少し解釈を加えて拡張する感じだね．Abstract には入れなかった解釈や，将来の展望を加えてみるといい．自分の研究への理解を深めるいい機会になるよ．ただし，最終的な Conclusions は，やはり自分の言葉で丁寧に練ることが大切だから，生成 AI の使用はあくまで補助的にね．

■「結果のサマリー」に生成 AI は使える

　論文の Discussion セクションの構成は，ある程度のパターンがある．その最初のパートとして「結果のサマリー」があり，Discussion の導入部では，研究結果を 5〜6 行で要約し，研究の重要性を概観する．Discussion は通常全体で Word で 3〜4 ページ程となるので，1/2 ページ程度を占めるこの部分をとりあえず書くと Discussion セクションの 1/6 程度が完成する計算となる．そう考えれば，書き進めるモチベーションも高まるだろう．
　生成 AI を利用して結果をサマライズすることは，この部分の作成を容易にする．ただし，生成 AI による結果のサマリー作成時には，その癖を理解し，自分の求める形に調整することが重要である．たとえば，結果を一文でまとめる方法や，主要な結果を順に列挙する方法など，様々なサマライズのアプローチを生成 AI に指示することで，希望に沿った「結果のサマリー」が得られる．

■ Limitations は過不足なく書く

　Discussion の構成において，結果のサマリーの次に取り組むべきは Limitations であり，その後に Conclusions を記述する．Limitations は研究の限界点を正直に述べる部分であり，これが研究の信頼性を高める．近年では，"strength and limitations" として研究の強みも併記することも多い．
　生成 AI は，この Limitations のセクションの初稿作成においても有用であ

る．研究の一般的な Limitations をあげることで，論文初心者でもこのセクションを充実させることが可能となる．ただし，**生成 AI が提案する Limitations が研究の特性に完全に適合するとは限らない**ため，最終的な内容は研究者自身が検討する必要がある．

■ Conclusions は自分の言葉で書こう

Conclusions では，Discussion を通じて得られた主要な結論を提示する．多くの場合，Abstract の Conclusions と同じ内容になるが，結果のサマリー，Limitations の**内容を踏まえ，より詳細な解釈や将来の研究への示唆を加える**ことが望ましい．ここでの記述は，研究全体を締めくくる重要な部分であり，研究者の視点から研究の意義を明確にする場である．

■ 生成 AI 活用術 ― Limitations を相談してみよう

結果のサマリーから Limitations，そして Conclusions にいたるまでの Discussion セクションの作成において，生成 AI は有用なアシスタントとなりうる．特に，研究結果のサマリー作成や Limitations の初稿作成においては，その効率性と利便性が際立つ．

結果のサマリーや，Conclusions についてはこれまでのプロンプト作成のコツを学んできた読者にとって，特に難しいタスクではないだろう．ここでは Limitations について，どの程度まで生成 AI は提示してくれるかを示したい．

今回は J Cardiol 2023; 82: 467-472 の論文に掲載された Methods と Results を使ってみよう．研究内容は乳がん患者の化学療法中に生じる心機能障害の予防に，心エコーによる監視が効果的であることを示したものであり，心エコー監視群では心不全の発症率が低く，心保護薬の処方率も高かったことが明らかとなった．

183

You

科学論文を作成するプロの研究者の役割を担って，以下の英文の研究の限界を教えてください．回答は英語でお願いします．

研究の範囲，採用された方法論，サンプルサイズ，潜在的なバイアスや外部要因など，結果の解釈に影響を与える可能性のある制約や発見をより広い文脈に適応するときの制約を詳述してください．これらの限界が研究の結論にどのように影響を与えるかを議論し，これらのギャップを埋めるための将来の調査領域を提案してください．

［J Cardiol 2023; 82: 467–472 の Methods と Results を挿入］

💬 **生成 AI**

Limitations

This study, while providing valuable insights into the effectiveness of echocardiographic surveillance in patients with breast cancer undergoing anti-HER2 and anthracycline-based chemotherapy, has several limitations that warrant consideration. First, the retrospective cohort design inherently limits our ability to draw causal inferences from the observed associations. The data were collected from medical records at a single institution which may introduce selection bias and limit the generalizability of the findings to other settings or populations.

The sample size, although relatively large (n=250 after exclusions), may still be insufficient to detect small effect sizes or to conduct subgroup analyses with adequate power. Furthermore, the study population was predominantly female (99.6%), reflecting the typical gender distribution of breast cancer patients, but this also means the results may not be fully applicable to male patients or those with other types of cancer.

Methodologically, the use of echocardiography to measure left ventricular ejection fraction (LVEF) and global longitudinal strain

(GLS) is standard, yet variations in measurement techniques and inter-observer variability could affect the reliability of these outcomes. The study's reliance on these specific cardiac imaging metrics may overlook other important aspects of cardiac function or damage not captured by LVEF and GLS alone.

The classification into surveillance and non-surveillance groups based on the initiation of routine echocardiographic monitoring post-July 2018 may introduce temporal bias, as treatment protocols and supportive care strategies could have evolved over the study period (2007-2021). Additionally, the decision to initiate cardioprotective drugs in the context of detected subclinical left ventricular dysfunction was left to the discretion of the treating physician, potentially introducing treatment bias and affecting the comparability of outcomes between groups.

Lastly, potential confounding factors such as comorbidities, lifestyle factors, and genetic predispositions were not fully explored in the analysis. The propensity score weighting attempted to adjust for some known confounders, but residual confounding by unmeasured or inadequately measured variables cannot be excluded.

[振り返り]

　かなり精緻な Limitations が出来上がってしまった（苦笑）．それぞれの項目の指摘は，本研究を進めるうえでいずれも避けては通れない limitation point である．

　シングルセンター研究の限界や，サンプルサイズの小ささによる限界など，一般的な指摘にとどまらず，患者コホートの中に女性が 99.6% という患者群の偏りについても指摘された．さらに方法論についても，研究期間が長いため，その間に乳がんに対する治療が変化したのではないかという Limitations についても指摘されていた．

　もちろん，内容についての確認は必要であるが，本セクションの作成のような「ロールを限定（Limitations セクションに限るなど）」することで，より意図

に合致した出力結果が得られることは多い．

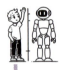
生成 AI を超えろ !!

- ☑ Discussion では結果のサマリー，Limitations，Conclusions の 3 つのパートをまず書こう．
- ☑ 生成 AI に結果の文章を読んでもらうと，「結果のサマリー」は容易に書ける．一気に進んだ感じがもてるからさっとやってしまおう！
- ☑ Limitations は生成 AI に提案してもらうと，一般論も出るが，想定外のものも提案してくれる．試してみよう．
- ☑ 研究者たるもの，Conclusions は自分の言葉で作成しよう！

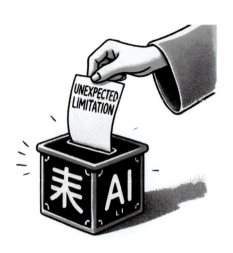

17 考察（Discussion）その②

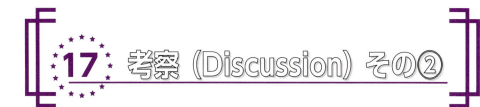

先生，Discussion がなかなか難しくて，どこに焦点を当てて書けばいいか悩んでいます．

そうだね．論文を書くうえでの腕の見せ所だね．まず基本として，「主要評価項目における従来研究との比較」と「臨床的意義」はぜひ入れておこう．君の研究結果が以前の研究とどう異なるのか，そしてそれが臨床にどう影響するのかを明確に書くことができれば，それだけで十分価値のある Discussion になるんだ．

それはわかりやすいですね．他に何か書くべきことはありますか？

あるよ．もうひとつ大事なのは，その領域の研究トレンドやアップデートを含む重要なテーマだね．たとえば，特定の分野で最近どのような発見があったか，または新しい治療法が開発されたかなど，現在の研究の流れを論じることができれば，読者の関心を引くことができるよ．

なるほど．そういった最新の情報はどうやって取り入れればいいんでしょうか？

最新の研究トレンドについては，まずはインターネットで検索するのがいいよ．インターネットを検索してくれる生成 AI もいいかもしれないね．ただし，その情報がどれだけ信頼できるか，本当にその研究分野で重要なものなのかを判断するのは難しいから，ある程度の専門知識が必要になってくるよ．もし指導者がいるなら，その人に相談するのもいいよ．

研究指導者がいない場合はどうすればいいんですか？

その場合は，「従来との比較」と「臨床的意義」を中心にして可能な限り型にはめて書き上げ，投稿してみることだね．結果の優れた研究であれば査読者が指摘やアドバイスをくれることもあるから，とにかく世に出すために頑張って．もちろんある程度の運も必要だけれど，まずは投稿まで持っていくことが大切だよ．

わかりました．ありがとうございます．頑張ってみます！

その精神が大切だよ．そして，Discussion を書く際は，自分の研究がどのように現在の科学に貢献しているのかをしっかりと考えながら書くことが重要だからね．頑張って！

■ 研究の新規性，価値，意義を伝える

　論文の Discussion セクションでは，①主要評価項目における従来の研究との比較，②臨床的意義の探求，そして③新たな研究トピックスへの言及が重要な要素である．特に，「従来との比較」と「臨床的意義」は，研究初心者にとっても取り組みやすく，Discussion の基本的な枠組みを形成する．研究の結果が既存の研究とどのように一致する，または異なるのか，そしてそれが臨床現場においてどのような意義を持つのかを明確にすることが求められる．
　「最新の研究トピックス」についても触れることが重要である．たとえば，循環器領域の研究において，過去にはあまり注目されなかった右心系の重要性が

近年再評価され，注目が高まっている．このような新しい研究動向をDiscussionに取り入れることで，研究の新規性や現代性を強調することができる．

　Discussionを書く際の腕の見せ所は，研究結果の意義を深く掘り下げ，研究が将来の研究や臨床実践にどのように貢献するかを洞察力豊かに論じることである．従来の研究との比較，臨床的意義の評価，そして新しい研究トピックスへの言及を通じて，Discussionセクションは，研究の価値と影響を最大限に伝える場となる．ただし，生成AIはDiscussionの内容を発展的に改善するプロセスをサポートすることができるが，最終的には研究者の知識，経験，そして独自の視点が，有意義で説得力のあるDiscussionを作り上げるために不可欠である．

■ 生成AI活用術 ― 自分の研究の意義を聞いてみよう

　最新のトピックスをDiscussionに組み込む際には，生成AIを用いても，その情報の適切さや正確さを判断するためには，研究者の洞察と専門知識が必要である．生成AIが提供する最新の研究トピックスが研究領域全体のコンテキストにおいて適切かつ重要であるかを評価するのは研究者の役割である．

　ここは従来，論文執筆者の腕の見せ所であったが，生成AIと相談することで，ある程度の形は整えることができるだろう．今回はInt J Cardiovasc Imaging 2023; 39: 511-518に掲載されたMethodsとResultsを使って，研究の意義について作成を試みた．β刺激薬であるイソプロテレノールを用いた心房細動患者35名の研究で，左心耳のもやもやエコーがイソプロテレノールを投与することで66％が改善を示した研究である．

 You
科学論文を作成するプロの研究者の役割を担って，この研究の臨床的な意味について英語で記述してください．
研究結果が現在の医療実践，患者ケア，または将来の研究にどのような影響を与えるかを強調してください．これらの結果が，新しい治療法，ガイドライン，診断手順の開発に貢献する可能性についても議論してください．さらに，患者の転帰，医療政策，または広範な医療システムに対する影響についても考慮してください．これらの見解は，研究の実用

的な重要性と，健康結果の改善に対する潜在的な影響を理解するために役立ちます．

［Int J Cardiovasc Imaging 2023; 39: 511-518 の Methods と Results を挿入］

💬 生成 AI

Implications for Current Practices and Patient Care

Diagnostic Improvement: The study shows that ISP loading can effectively modify the echogenic properties of LAA sludge/SEC, potentially improving the visual clarity and accuracy of TEE assessments. This could lead to more accurate diagnosis and risk stratification in patients with AF, particularly in identifying those at increased risk of thromboembolic events.

Treatment and Management: For patients undergoing electrical cardioversion or catheter ablation, the use of ISP to improve LAA visualization could aid in better pre-procedural planning and risk management. The identification of thrombi, which was observed in one case during ISP loading, underscores the importance of careful assessment before interventions to prevent embolic complications.

Patient Safety: The absence of significant complications during and post-ISP loading, as reported in the study, reassures the safety of this procedure when conducted under controlled conditions. This can enhance patient care by allowing for more aggressive diagnostic and therapeutic strategies with a maintained safety profile.

Potential for Development of New Treatments or Guidelines

Guideline Update: The findings from this study could inform updates to guidelines for the management of AF, particularly concerning the pre-procedural assessment of patients scheduled for rhythm control strategies. Incorporating ISP-TEE as a standard part of the evaluation could improve patient selection and procedural outcomes.

Therapeutic Innovations: The mechanistic insights gained from the study about how ISP influences LAA hemodynamics may open avenues for developing new therapeutic interventions aimed at reducing stroke risk in AF patients, especially those with significant LAA sludge/SEC.

Implications for Future Research
Mechanistic Studies: Further research into the mechanisms by which ISP affects LAA hemodynamics and SEC could yield novel insights into the pathophysiology of thrombus formation in AF. This could, in turn, lead to the development of targeted therapies to reduce the risk of stroke.

Long-term Outcomes: Longitudinal studies are needed to assess the impact of ISP-TEE on long-term patient outcomes, including the incidence of stroke, systemic embolization, and survival rates among AF patients. Such studies could validate the clinical utility of ISP-TEE in routine practice.

Healthcare Policy and System Impact: Demonstrating the effectiveness of ISP-TEE in improving diagnostic accuracy and patient outcomes could influence healthcare policy, leading to broader adoption of this technique. This could also have economic implications by potentially reducing the costs associated with stroke and other complications in patients with AF.

In conclusion, the study's findings suggest that ISP loading during TEE is a promising approach for enhancing the assessment of LAA sludge/SEC in patients with AF. This could improve diagnostic accuracy, influence treatment strategies, and potentially lead to better patient outcomes. The study sets the stage for further research to explore the full clinical and therapeutic implications of these findings.

［振り返り］

「β刺激薬を使うことで血栓疑いのもやもやエコーが消えたら診断がはっきりしていいよね！」くらいのモチベーションだったこの研究．生成 AI とこのようなやり取りを行うことで，臨床的に役立つポイントや将来の発展的な像を提示してくれた．

内容としては確かにそれほど特殊なものはないが，一般的に思いつくだろうことを網羅的に隈なく提示してくれるため，ここから本研究にあった部分を使うことで，文章をまとめる手間は格段に少なくなるだろう．

特に，臨床的モチベーションからというより，わからないことを解明するという方向性の研究においては，立案時に臨床的な有用性まで考えていないこともあるだろう．そういったときに具体的に臨床で活用するためのアイディアを生成 AI が教えてくれることは有用である．

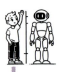 ## 生成 AI を超えろ !!

- ☑ Discussion の発展的な記載事項は，①主要評価項目における従来の研究との比較，②臨床的意義の探求，③新たな研究トピックスである．これらをうまくまとめ，研究者としての腕を見せつけよう！
- ☑ 生成 AI に Methods と Results を使って臨床的意義を聞くと，網羅的に回答してくれる．その中から適切なものを論じるということをやってもよい．

18 引用文献

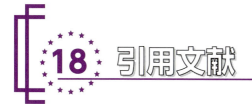

🧑‍🦰 先生，論文を書くときに引用文献を管理するのって，どうしたらいいですか？ 生成 AI を使って何か便利な方法があるのでしょうか？

👨 生成 AI を引用文献の管理に直接使うのはちょっと難しいかな．私も EndNote などの専用ソフトを使っているよ．

🧑‍🦰 でも，EndNote みたいなソフトは高価だと聞いたことがあります．

👨 そうなんだ．EndNote はとても便利なんだけど，結構な値段がするんだよね．何年か経つとバージョンアップに合わせてアップデート版を購入する必要がある．最近は無料のツールもあるし，そういったものを利用するのもありだよ．

🧑‍🦰 そういう経済的な面も考えないといけないんですね．でも，使いこなせたらかなり便利そうですね．

👨 まさにそうだよ．論文を書く過程では，引用文献の管理も重要になってくるから，EndNote のようなツールをうまく使いこなせると，研究作業がぐっと楽になるよ．ただ，どのツールを使うにしても，しっかりとした文献確認と読解が必要になってくるから，そこはしっかりと頑張ってね．

🧑‍🦰 読解ですか．生成 AI に要約してもらってもいいですかねえ…

―― 193 ――

引用文献を扱ううえで大切なのは，**引用する文献を全部しっかり読む**ことだよ．生成 AI が提供してくれる情報を鵜呑みにせず，必ず元の文献を確認して，その内容を自分で理解しておくことが重要だね．

やっぱり一次情報に当たらないといけないですよね．

そうだね．Review 論文は勉強になるけど，**引用文献にするのはその根拠となる原著論文**がいいね．Review 論文もいつも正しく引用した原著を取り扱っているとは限らないからね．自分の目で確かめるのが大事だよ．

■ 引用する文献は必ず読む：基本中の基本

生成 AI を用いる場合でも，論文で**引用する文献は必ず読んでから引用する**べきである．AI が提供する情報を鵜呑みにせず，実際の内容を確認することが重要である．これは，学術的な正確性を確保するための基本中の基本である．

■ 引用文献管理ツールを使おう

引用文献管理ツールとしての EndNote の利用はお勧めであるが，EndNote は高額であり，すべての研究者がアクセスできるわけではない．ソフトウェアの購入費用や互換性の問題があるため，研究者は自分にとって最適なツールを選択する必要がある．購入の際は価格差に注意し，可能であれば**コストを抑える**ための方法（海外サイトの利用など）を検討したほうがよいだろう．

■ AI を用いた主な論文検索ツール

2024 年 10 月の時点において，AI を活用した主要な学術論文検索プラット

フォームには，Perplexity AI，Consensus AI，Elicit，Connected Papers，そしてSciSpaceが存在する．

Perplexity AI（https://www.perplexity.ai/?login-source=oneTapHome）では，ユーザーが対話形式で質問を投げかけることができ，その質問に答える形で，学術論文やWeb上の記事，YouTube動画などから情報を収集し，出典とともに提示される．

Consensus AI（https://consensus.app/）では，特定の情報を求める質問に対して，論文データベースを検索し，関連する論文から「質問への回答」を抜き出し，それを短文で要約して提供される．YesまたはNoで回答できる質問を行った場合，抽出された各論文から得られるYes，No，Possiblyの統計結果が表示される．

Elicit（https://elicit.com/）では，質問に基づく検索結果のトップにランクされた論文の要約が表示される．検索結果ページにおいて，選ばれた各論文のAbstractが一文で要約されて表示される．

Connected Papers（https://www.connectedpapers.com/）は，検索された論文とその関連論文をネットワークグラフで表示し，論文の引用数や発行年などの情報を視覚的に確認できる機能を有している．

SciSpace（https://typeset.io/）では，質問に対する検索上位の論文の要約が表示される．また，論文のPDFファイルをアップロードすることで，チャット形式でその論文に関する質問に答えてくれる．

いずれの検索サイトの結果を利用したとしても，必ず原著に目を通すことを忘れずに．

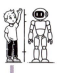

生成AIを超えろ!!

- ☑ 引用文献は必ず全文を読み，理解する．
- ☑ 引用文献管理ツールを使うと論文執筆作業が楽になるが，高価である．コストを抑えるべし．
- ☑ AIを用いた論文検索・要約ツールはたくさんある．利用した場合でも，原著論文に必ず目を通す！

19 論文の最後に書くべきポイント

ちょっとGPTに聞いてみよう！

最近，論文を書く際にAcknowledgementや著者の役割を記載するようになったって本当ですか？

そうだね．最近はそういう要素を加えるのが普通になってきたよ．特に著者の貢献（author contributions）は，各著者が研究にどのようにかかわったかを明確にするために必要になってきているんだ．特に生成AIを使ったときはこの部分にそのことを書くことが多いよ．

それはどういうふうに書くんですか？

基本的には，その研究における各著者の役割や貢献度を具体的に記載するんだ．たとえば，誰がデータ収集を行い，誰が解析を担当したか，論文の執筆にどの程度関与したかなどを詳細に書く必要があるよ．ただ単にデータを収集しただけでは，著者として認められない場合もあるから注意が必要だよ．

資金の情報や利益相反（COI）についてはどうすればいいんですか？

それも非常に大事なポイントだね．研究にどんな資金が使われたか，もしあれば企業からのサポートや利益相反の情報も正確に記載する必要があるよ．これは，研究の透明性を保つために非常に重要なんだ．

これらの情報はどうやって整理すればいいんですか？

まず，投稿する雑誌の投稿規定（author instructions）をしっかりと確認することが大切だよ．規定には，これらの情報をどのように記載すべきか具体的な指示があるからね．それに従って，Acknowledgement や著者の役割，資金の情報，COI などを適切に記載しよう．重要なのは，すべての情報を透明かつ正確に提供することだから，慎重に取り組む必要があるよ．

なるほど，それぞれの項目についてきちんと考えながら書く必要があるんですね．

その通り．特に COI に関しては，記載漏れがないように注意が必要だよ．誤って情報を省略してしまうと，信頼性にかかわる問題に発展することもあるからね．最終的には，論文の信頼性を守るためにも，これらの情報を正確に記載することが求められているんだ．

■ Acknowledgement，著者の役割，資金の情報，COI

　論文執筆の Acknowledgement（謝辞）セクションでは，最近様々な情報を含めるようになっている．Acknowledgement では，研究への貢献してくれた人への感謝の意を表すだけでなく，著者の貢献（author contributions）に関する情報も記載するようになった．昔は著者の貢献に関する明確な記述は少なかったが，現在ではその重要性が認識され，多くの学術雑誌が著者の具体的な貢献を記述することを要求している．

　生成 AI を文書作成で使った場合は，「During the preparation of this manuscript, the author(s) used [NAME OF THE TOOL(S) / SERVICE(S)] in order to [REASON].」(Circulation Reports の author instructions より引用) のように記載しておくとよい．他に During the preparation of this work the author(s) used [NAME TOOL / SERVICE] in order to [REASON]. After using this tool/service, the author(s) reviewed and edited the content as needed and take(s) full responsibility for the content of the publication. という書き方もある.

また，**資金提供情報（grant information）や利益相反（conflict of interest：COI）の開示**もこのセクションで扱われる．どのような資金を得て研究が行われたのか，研究者が企業など外部の組織と利益相反の可能性がある場合，それを公開することは科学的透明性を確保するうえで不可欠である．特に COI は，学術界全体で重要視されており，**適切に管理されなければ論文や雑誌の信頼性に影響を及ぼす**可能性があり，場合によっては法的問題となることすらある．倫理規定にかかわる話なので，研究開始の際に受ける倫理についての講習会でもこの点はしっかりと理解しておくべきである．

著者が研究にどのようにかかわったのか，資金提供の詳細，COI の有無を適切に記述することは，研究の透明性を高め，読者が研究結果を正しく理解するための不可欠である．これらの情報を適切に管理し，記述することで，研究の質と信頼性を向上させることができる．**投稿規定（author instructions）には，著者の貢献，資金提供情報，COI の開示方法など，論文を受理するための具体的な要件が記載されている**．これらを記述する際には，投稿規定を確認し，指示に沿った内容を丁寧に記載することが求められる．

■ 記載例

本項目の記載例については以下の通り．Int J Cardiol 2024; 400: 131789 から抜粋.

Disclosures: None：利益相反がある場合はこの部分に記載．KK received honoraria from Daiichi Sankyo Co, Ltd のように記載する．
Contributors: KK conceived the idea for this study. NY conducted the data analyses. The initial draft of the manuscript was produced by KK and NY. All the authors were involved in interpreting the results and writing the manuscript. All authors read and approved the final manuscript：役割をどの程度まで書くか，雑誌によって指定があるためそれに準じて記載する．

Sources of Funding: This work was partially supported by JSPS Kakenhi Grants (23K07509 to K. Kusunose) and AMED grant (JP22uk1024007 to K. Kusunose). The funding source had no role in the design and conduction of the study, the collection, management, analysis, or interpretation of the data, the preparation, review, or approval of the manuscript, or the decision to submit the manuscript for publication.

Data availability statement: Data are available on reasonable request.

Ethics approval: The study was approved by the local ethics committee and Institutional Review Board of the University of X (protocol: No…).

 ## 生成AIを超えろ！！

- ☑ 論文の最後に書くべきポイントはいろいろある（謝辞，著者の役割，資金の情報，COI）．
- ☑ 投稿規定に基づいて，適切な記載をする．
- ☑ そうでなければ，論文の信頼性を損なう場合がある．

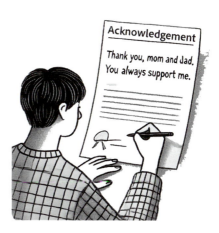

20 Figureの説明

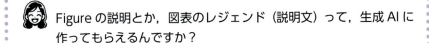

- 🧑‍🦰 Figureの説明とか，図表のレジェンド（説明文）って，生成AIに作ってもらえるんですか？

- 👨 Figureのレジェンドを生成AIで作るアイディアはなかなかいいと思っているよ．ただし，医療画像みたいな特定のコンテンツは難しいんだ．

- 🧑‍🦰 え，医療画像はダメなんですか？

- 👨 残念ながらね．たとえばChatGPTはプライバシーやセキュリティの観点から，医療関連の画像解析はできないように制限されているんだ．私も試したことがあるけど，「できません」と言われちゃったよ．

- 🧑‍🦰 じゃあ，どんなFigureなら大丈夫なんですか？

- 👨 一般的なグラフや表のレジェンドなら大丈夫．たとえば，データの解釈や説明を生成AIにしてもらうことは可能だよ．ただし，英語での対応になる場合が多いから，その点は注意が必要だね．

- 🧑‍🦰 それは便利そうですね．でも，全部生成AIに任せて大丈夫なんですか？

生成AIにレジェンドを作ってもらうこと自体は問題ないけど，最終的な内容は自分でチェックする必要があるよ．

なるほど，結局は自分で確認して，しっかりと管理することが大事なんですね．

そういうこと．生成AIはあくまでツールのひとつ．最終的な責任は自分にあるから，利用するときは慎重にね．でも，うまく使えば研究の効率を上げることができるから，いろいろと試してみるのもいいと思うよ．

■ 生成AIによる医療画像の解釈にはまだ制限がある

　現段階では，生成AIを活用して図の説明文を作成することには一定の制限がある．特に，心電図やCTなどの医療画像そのものに関する解釈や説明は，生成AIの現在の機能では対応が難しい．これは，医療画像の解析には専門的な知識と解釈が必要であり，プライバシー保護や誤解釈のリスクを避けるためである．多くの生成AIでデータや医療画像に関するフィルタリングが行われているため，医療画像の直接的な解釈を求めることはできない．

■ データや結果の説明文は生成できる

　しかし，論文の図表を英語で作成する際の補助ツールとして生成AIを使用することは可能である．具体的なデータや研究結果に基づく説明文を生成することで，研究者は効率的に図表の説明を準備することができる．この場合，生成AIは研究者が提供する情報をもとに，正確で簡潔な説明文を生成することが期待される．もちろん，生成されたテキストには，研究者自身が最終的な確認と修正を行う必要がある．研究結果の正確性を保証し，誤解が生じないようにするためである．

■ 生成 AI 活用術 ― 画像をアップロードして聞いてみる

　確実に生成してくれるものは，図の説明を日本語でざっと作ってから，英語に修正してもらう，かつ英語の論文の Figure legend として相応しい形式にしてもらうように使うことである．

　発展的な方法としては図そのものを読み込ませ，生成 AI の OCR（optical character recognition）機能を使うことで内容について把握した図表説明を使ってもらう試みである．今回は，画像そのものを読み込ませることにトライしてみた．

　Int J Cardiovasc Imaging 2023; 39: 511-518 に掲載された Figure 1 を使って，その説明文が生成できるかを試した．単に図表の説明を作るだけでなくてその説明の要素も説明することで，幅広いカバーをした文章となる．

 You

　[Int J Cardiovasc Imaging 2023; 39: 511-518 の Figure 1 の画像ファイルをアップロード]
　アップロードした画像には私の研究論文に関連するデータが記載されています．この画像の説明文（レジェンド）を作成する必要があります．画像内のテキストを英語に翻訳し，科学論文にふさわしいレジェンドを作成する手助けをしてください．レジェンドは簡潔で情報豊富であり，科学的な基準に従ったものである必要があります．以下の点を含めてください．
　図を要約する簡単なタイトル．
　図が示している内容の詳細な説明，重要な特徴や観察事項も含める．
　図に示されている関連する数値データおよび統計分析．

　生成 AI

Figure Legend:
Title: Patient Stratification in AF Management Post-ISP Administration
Description: This flowchart depicts the selection and categorization process of patients with atrial fibrillation (AF) confirmed by

transesophageal echocardiography (TEE) for the evaluation of spontaneous echo contrast (SEC) or sludge before undergoing electrical cardioversion or catheter ablation (CA). The figure outlines initial cohort of 47 patients, followed by exclusion criteria leading to a final sample size of 35 patients who received ISP (Isoproterenol) administration. Patients are then segregated into two groups based on their SEC grade post-ISP administration. Group 1 includes patients with an improved SEC grade of 0 to 1, while Group 2 comprises patients with persistent SEC grades 2 to 3 or residual sludge.

Numerical Data:

Initial cohort: 47 patients with AF

Exclusions: 12 patients excluded for reasons including more than moderate mitral regurgitation (MR) (n=8), hemodynamic instability (n=1), poor image quality (n=2), and lack of consent for ISP (n=1).

Post-exclusion: 35 patients administered with ISP.

Group 1: 25 patients with SEC grade 0 to 1 post-ISP administration.

Group 2: 10 patients with SEC grade 2 to 3 or residual sludge post-ISP administration.

［振り返り］

タイトルから内容の説明にいたるまで，的確に実施されている．シンプルな図であったことも功を奏したようだ．これだけできるのなら，図を直接読ませて作るのもアリかもしれない．一方でこのようなシンプルな図なら対応可能であるが，複雑な図になってくると不正確なデータを出したり，解釈を間違えたりすることも多いため，注意が必要である．

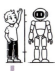 生成AIを超えろ!!

☑ 医療画像や心電図を生成AIが読み込むことには制限がある．
☑ グラフや表などの図であれば生成AIは読み込める．
☑ アップロードして，形式に則ったレジェンドを書いてもらおう．

21 音読のススメ

■ 必ず音読しよう

　論文執筆の最終段階において，私は「音読」を勧めたい．私は論文を完成させたら，一度は通して音読することを心がけている（大学院生がいればいっしょに声を出して通読してもらう）．この作業を行う理由は，**文章を音声として出力することにより，見た目だけでは気づかないような文の不自然さや誤り，論理の飛躍などが明確になる**からである．特に英語で論文を書く際には，音読することで文の流れが自然かどうか，また意図した通りの情報が伝わっているかを確かめることができる．実際に声に出して読むことで，**読み手が論文を読む際に感じるであろう体験を自身が先取りすることができる**のである．

　このプロセスは，論文の品質を向上させるうえで欠かせない工程のひとつである．論文を通して一貫した論理展開がなされているか，また文章がスムーズに読めるかなど，音読を通じて自分自身の作品を客観的に評価する機会となる．この作業を行うことで，最終稿がより洗練され，読み手にとって理解しやすいものとなるだろう．

 生成 AI を超えろ !!

- ☑ 音読は論理的な構成，文章の流れを確認でき，論文の品質を向上させる工程である．
- ☑ 論文が完成したら原稿を必ず音読しよう．

22 英語校正サービスと剽窃チェック

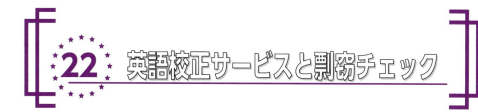

 英語校正サービスって，生成AIがある今の時代に必要なんですか？

 私も生成AIで英文校正をしているけど，実は英語校正サービスはまだ必須だと考えてるよ．生成AIがどんなに優れていても，人間の校正者が加えるニュアンスや表現の選択は，まだ生成AIでは再現できないんだよ．

 そうなんですか？ 英語校正サービスって，どんなメリットがあるんですか？

 校正サービスの一番のメリットはね，自分や生成AIで作った文章を，さらに一段階高いクオリティにしてくれることなんだ．英語のネイティブが読んでも違和感のないレベルまでブラッシュアップしてくれる．これが，英語論文を書くうえでとても大切なポイントなんだよ．

 でも，生成AIの性能も上がっていますよね？

 そうなんだけど，校正サービスは生成AIを超えるレベルの質を求める人にはまだ必要だと思うんだ．実際に校正サービスを提供する会社も，生成AIの出現を意識して品質をよりいっそう高めていると思うよ．彼らには「生成AIを超えなければならない」というプレッシャーがあるからね．

なるほど，それは納得です．では，剽窃チェックはどうすればいいんですか？

剽窃チェックは，生成 AI を使うときに特に気をつけたい点だね．生成 AI で生成された文章には，意図せず他の作品と似た表現が含まれている可能性がある．だから，iThenticate みたいな 剽窃チェックツールを使うことを強くお勧めするよ．

剽窃チェックツールって，どこで手に入りますか？

大学や研究機関が契約している場合が多いから，所属している機関で確認してみるといいよ．英語校正サービスがいっしょに提供してくれる場合は有料になるけど，論文提出前の必須チェックだから，ここには投資する価値があると思うよ．

英語校正と剽窃チェック，両方とも大切なんですね．

そうだね，論文の品質を最大限に高めるためには，両方とも欠かせない作業なんだ．生成 AI は便利なツールだけど，サービスを利用する利用しないにかかわらず，最終的な品質保証には人間のチェックが不可欠だよ．

■ 人が行う英語校正サービスの併用は文章の質を上げる

　論文執筆のプロセスにおいて英語校正サービスの重要性は生成 AI の登場によりさらに増してきたようだ．現在 AI 技術の発展により，文章生成の質は飛躍的に向上している．しかし，逆にいえば ほとんどの著者が文章生成 AI による英語レベルに達するため，そこから差をつけるための人間による英語校正サービスの利用は依然として価値がある．これは，校正サービスが提供する，AI では再現し得ない言語のニュアンスや，文章の洗練度の向上に対する期待からである．特に，自分の英語力の限界を超えたレベルの文章品質を求める場

合，つまり自身の英語スキルが生成AIで生成された文章を手直しできないレベルの場合，専門の校正者によるサービスの利用が推奨される．

■ 生成AIを利用したなら剽窃チェックは必須

また，iThenticateなどの剽窃チェックソフトの利用は，AI技術による文章生成を行う際には必須の作業である．AIによって生成された文の中には，意図せず他者の作品と類似した表現が含まれている可能性があるため，剽窃のリスクを排除するためにも，剽窃チェックは実施すべきである．地の文からだけで剽窃を判断することは通常の人間のスキルでは不可能である．

最近では，投稿論文を編集者に回す前に事務レベルで剽窃チェックを行い，ある一定以上の剽窃率が出た場合は，事務レベルで著者に返す雑誌もある．

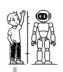

生成AIを超えろ!!

☑ 英語校正サービスと剽窃チェックソフトの利用は，論文の品質向上に寄与するだけでなく，学術的な誠実さを保つうえでも重要なプロセスである．

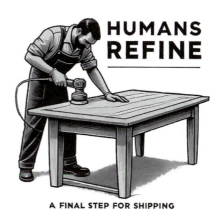

HUMANS REFINE

A FINAL STEP FOR SHIPPING

23 カバーレター

ちょっと GPT (Great Perfect Teacher) に聞いてみよう！

カバーレターって，どうやって書くのが正解なんですか？ 長さとか，特に気をつけるポイントはありますか？

カバーレターにはある程度決まった形があるんだよ．基本的には，<u>A4 サイズ 1 枚で十分</u>．最初に論文のタイトルを明記し，その後，研究の目的と主要な結果を簡潔にサマライズする．そして，その研究がなぜそのジャーナルに適しているのか，また，同じ内容を他の雑誌に投稿していないことを宣言するんだ．

生成 AI を使っても大丈夫ですか？

研究の強みの部分など，カバーレターの中心部を作成するのに生成 AI を活用するのはアリだよ．ただし，個々の研究の特徴をきちんと反映させるには，最終的に自分で内容を確認して調整する必要があるね．

1 枚で書くのは逆に難しいかもしれないなと思ってしまいます．カバーレターは長いと駄目ですか？

3 枚以上の長いカバーレターは駄目ということはないけれど，普通はそこまで長くする必要はないよ．A4 サイズ 1 枚，雑誌の規定でカバーレター中に明示しなければいけない項目が多い場合でも，2 枚までが適切かな．簡潔さが重要だからね．

長いカバーレターにはどんな効果があるんですか？

長いカバーレターを書くことで，研究の価値をじっくりとアピールはできるのかな．だけど，カバーレターの目的はその研究がジャーナルの編集方針や読者の関心にどれだけ合致しているかを示すことだから，長さ以上に内容の質が大事だよ．

なるほど，要は内容と簡潔さが大切ってことですね．

その通り．カバーレターは自分の研究を編集者に効果的に伝えるためのツールだから，ポイントを抑えて，必要な情報を簡潔に伝えることが重要なんだ．特に査読に回るかどうかのある程度の部分はカバーレターが影響しているので，ここに手間をかけないのはもったいないよ．

■ カバーレターは最初のつかみ．核心を簡潔に

　　カバーレターは論文投稿の際に編集者への第一印象を与える重要な書類であり，その内容には論文の核心を簡潔に伝えることが求められる．カバーレターの中核部分は研究のサマライズと強みを明確に示すことであり，これは生成AIを活用してもよい部分である．
　　カバーレターの長さに関しては，一般的にはA4サイズ1枚以内におさめることが推奨されており，過度に長いカバーレターは好ましくない．特に人気の高い学術雑誌では，カバーレターが査読の門戸を開く鍵となる場合があるため，その内容は簡潔かつ的を射たものでなければならない．研究の新規性や重要性，および対象雑誌への適合性を強調することが，編集者に論文の価値を認識させるためには不可欠である．

■ 生成 AI 活用術 ― カバーレターが論文の運命を決めるのか

　カバーレター作成においては，AI 技術を活用して草稿を作成することもひとつの手段となりうるが，最終的には研究者自身の言葉で研究の重要性を伝えることが求められる．また，カバーレターには，投稿規定に従った著者の貢献や資金提供情報，COI の声明などの要素も含める必要があるケースも存在する．これらの情報も適切に記載することが重要である．
　<u>カバーレターは論文投稿プロセスの重要な一歩であり，その質が論文採択への道を左右する</u>ため，細心の注意を払って作成することが勧められる．
　Abstract を放り込んで，簡単なカバーレターの下書きを作ってもらおう．今回は Eur Heart J Open 2023; 4: oead136 の Abstract を用いた．多施設後ろ向き研究により，経カテーテル的大動脈弁置換術（TAVR）後の大動脈弁狭窄症患者の予後に関連する 3 つの異なる表現型を人工知能を用いることで特定し，新たな予後評価の視点を提供した論文である．

 You
あなたは医療分野に精通した執筆者です．私の研究論文が準備している投稿のためのカバーレターを作成する任務を担ってください．
抄録に基づいて，私たちの研究の新規性，そのジャーナルの読者にとっての関連性，および既存の文献に対して重要な追加となる理由を強調してください．
編集者宛に，プロフェッショナルなトーンでカバーレターを作成してください．カバーレターには，論文の紹介，研究の重要性に関する簡潔な議論，そのジャーナルに適合する理由の記述，および出版の検討をお願いする敬意を込めたリクエストを含めてください．英語で 2,000 words 以内でお願いします．
以下が私の論文の抄録です．
　［Eur Heart J Open 2023; 4: oead136 の Abstract を挿入］

生成 AI

Dear [Editor's Name],

I am writing to submit our manuscript entitled "Identification of Prognostic Phenotypes in Aortic Stenosis Patients Post-TAVR: A Clustering Approach" for consideration for publication in [Journal Name]. Our research embodies a significant leap in the understanding of patient outcomes following transcatheter aortic valve replacement (TAVR), a subject of profound importance to the journal's audience engaged in cardiovascular research and clinical practice.

Aortic stenosis (AS) remains a leading cause of cardiovascular morbidity and mortality worldwide, despite advancements in treatment modalities such as TAVR. The heterogeneity in patient outcomes post-TAVR calls for a nuanced understanding of patient characteristics and prognostic indicators. Our study aimed to identify phenotypes with potential prognostic significance in AS patients post-TAVR through a clustering approach, employing a comprehensive analysis of demographics, laboratory, and echocardiography parameters across a multicenter retrospective cohort of 1,365 patients.

We discovered three distinct phenotypes among severe AS patients who underwent TAVR, characterized by their unique clinical and echocardiographic features, which were significantly associated with divergent outcomes over a median follow-up of 2.2 years. Notably, one phenotype was identified with a markedly increased risk of adverse outcomes, providing a novel insight into patient risk stratification post-TAVR. This finding underscores the utility of clustering methods in the identification of prognostic phenotypes, offering a new paradigm in patient assessment and management strategies.

The relevance of our study to [Journal Name] is twofold. Firstly, our findings introduce a novel perspective in the prognostication and management of AS patients post-TAVR, aligning with the journal's commitment to advancing cardiovascular medicine. Secondly, this research addresses a critical gap in the literature by proposing a validated methodological approach to phenotype identification, which could be applied to various cardiovascular conditions, thereby broadening the scope of patient care strategies.

This manuscript has not been published elsewhere and is not under consideration by another journal. It represents a substantial contribution to the field, providing evidence-based insights that have the potential to inform clinical practice and future research directions. We believe that our study's novelty, its significant implications for patient care, and its alignment with the journal's scope make it a worthy addition to the existing literature.

We respectfully request your consideration of our manuscript for publication in [Journal Name]. We are eager to receive feedback from the journal's reviewers and are committed to working diligently to address any comments or concerns. Thank you for considering our submission. We look forward to the opportunity to contribute to the esteemed body of research published in [Journal Name].

Sincerely,

[Your Name]

[振り返り]
　出来上がった文章を見返すと，カバーレターに必要な要素を含んでいることがわかる．すなわち，研究の内容と重要性を編集者に伝えているといえる．一

方で，投稿誌を指定していないため，それぞれの雑誌のスコープ（目的）にあった表記になっているかは確認が必要であり，投稿誌が具体的に決まっている場合は，プロンプト内に雑誌名を入れたほうがより精度が高くなる．

　雑誌によっては，カバーレターに含む要素を投稿規定で指定している雑誌もあり，その場合は必要な要素を入れてもらうように指示すると必要な要素もまとめてくれる．

  生成AIを超えろ!!

- ☑ カバーレターが論文の命運を握ることもある．細心の注意を払って仕上げよう．
- ☑ 読み手のことを考えて，簡潔に論文の重要性と掲載の意義を記載しよう．
- ☑ 投稿規定に従って，必要事項をまとめて生成AIに草案を作ってもらおう．

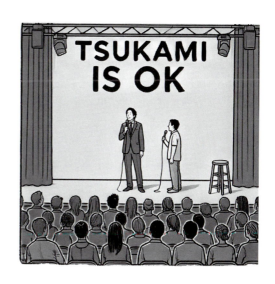

24 投稿誌の決め方

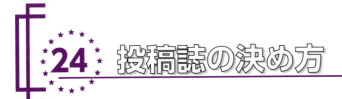

先生，論文を書き終えたら，次はどうすればいいんですか？

投稿誌を決めることだね．これは，自分の研究がどのレベルの雑誌に合っているかを見極めるプロセスでもあるんだ．

生成 AI に聞いて，投稿する雑誌を決められますか？

生成 AI はある程度の案内はできるかもしれないけど，実際にどの雑誌に投稿するかは，より多くの要素を考慮して決める必要があるんだ．たとえば，研究のフィールド，狙いたい雑誌のインパクトファクター，あなたの研究の新規性や重要性，さらには，研究内容がその雑誌の読者に適しているかどうかもね．

人間の判断が必要ということですね．人間だから欲がありますしね．たとえば，論文が Nature に載るかどうかって，どうやって判断するんですか？

極端な質問だね．研究のオリジナリティやインパクトが Nature のような超一流誌のレベルに達しているかどうかを見極めるには，それ相応の豊富な経験と知識が必要になる．実際には，自分の指導者や，留学先のボスなど，経験豊富な人に相談するのが一番だね．

現実的にはどこかの雑誌には載せたいと考えながらも，よりよい雑誌を狙っていくということになると思いますが，どんな段取りでやるのがいいのでしょうか？

基本的には2つのアプローチで考えたらどうだろう．**「ワンチャレンジ」と「セーフトライ」**だね．最初は**アクセプトの芽のありそうな範囲内で専門分野のトップジャーナルにチャレンジしてみて，ダメだったら次に手堅いところを狙う**．もし**2回連続で落ちたら，その論文には何か大きな問題があるかもしれないから，見直しが必要**だよ．

投稿誌を決めるのは，結構複雑な作業なんですね．ところで，AIで査読される時代がくると思いますか？

将来的にはありうるかもしれないけど，科学雑誌の品質を維持するためには，やはり人間の専門家による査読が不可欠だよ．AI査読が実現しても，どのようにAIを正確に機能させるか，そして不正な手法でAIをだますような試みをどう防ぐかが大きな課題になるね．

■ 遠慮せずに「ワンチャレンジ」

　投稿先を決定する際の基本戦略として**「ワンチャレンジ/セーフトライ」**というアプローチを提唱したい．これは，最初に高いレベルの雑誌（たとえば高インパクトファクター）に挑戦し，もし不採択となれば，次はより採択される確実性の高い雑誌に目を向けるという戦略である．この戦略の中で**2つ目の雑誌でも不採択となる場合は，研究内容や論文の構成に根本的な問題がある**可能性を研究者は深く検討する必要がある．

　医学論文の執筆と投稿には多岐にわたる要素が絡み合い，研究者には複雑な判断が求められる．特に**投稿先の選定に関しては，研究者自身の経験や研究内容の質，目指す学術雑誌の影響力，研究分野のトレンドといった多様な要因を総合的に考慮する必要がある．**

　投稿先選定においてAI技術の活用は限界がある．投稿先雑誌の選定のプロ

セスには，人間の査読者による判断や編集者との対話が不可欠であり，AIツールでは代替できない部分が存在する．たとえば，一流の研究者と呼ばれるような人達でも，10回リジェクトとなり，11回目に論文がアクセプトされることがあることからもわかる．

将来的にAIによる査読が普及する可能性はあるが，**現時点では人間の査読者の役割が科学論文の質を保証するうえで重要**である．医学論文の執筆と投稿は，AI技術の支援を受けつつも，研究者の責任と判断に委ねられるべき作業であるのは間違いない．

生成AIを超えろ!!

- ☑ 投稿誌はまずレベルの高いところに投稿し（ワンチャレンジ），ダメなら手堅いところ（セーフトライ）を狙おう．
- ☑ 2回連続で不採用になったら，根本的な問題を疑おう．

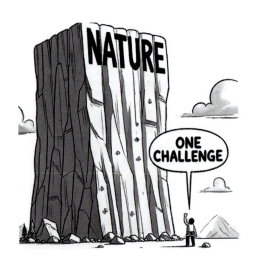

25 リジェクトのときにどうするか

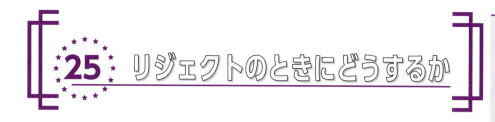

 先生，論文が リジェクト (reject) されちゃったら心が折れそうですね．

 いやいや，大丈夫だよ．がんばってやってたじゃない．

 でも……

 仮にリジェクトされてしまっても，次に活かせばいいんだよ．リジェクトなんてどんな研究者だってみんな経験したことあるよ．

 次に活かすって簡単に言いますが，そこで何か得るものはあるんですか？

 あるよ！ リジェクトだってひとつのフィードバックなんだから，リジェクトの内容をきちんと読んで，投稿先を再検討したり，論文を修正したりすればいいんだ．論文の審査をする編集者や査読者は超一流の学者だから，通常適切なコメントをくれるよ．だから，たとえリジェクトだったとしても，得るものはあるんだよ．

■「お祈りメール」は2種類ある

　論文投稿後に「編集部からメールが返ってきた！」と思ったら，"We regret

to inform you that … (誠に残念ですが〜)"で始まるお祈りメールだった，ということは，論文を投稿したたことがある者であればほぼ必ず，そして何度も経験する成長痛である．リジェクト（掲載拒否）はどれも辛いが，初回の投稿でのリジェクトはおおまかに2種類に分けられる．

■ Editorial kick

　ひとつ目は，雑誌編集部の担当編集者（editor / associate editor）のところでリジェクトが決まり，投稿して数日のうちにお祈りメールが届くパターン，いわゆる editorial kick である．担当編集者は，主に雑誌ごとに設定されている目的とスコープ（aim and scope）に照らして，膨大な投稿論文それぞれのカバーレター，題目，Abstract と論文の内容をざっと見て，ごく短時間で判断を下す．「そんな短時間で私が血潮にかけて作り上げた論文にバツをつけるなんて！」と思われるかもしれないが，往々にして百戦錬磨の担当編集者の下した判断のほうが正しいので諦めたほうがよい．

　Editorial kick となる論文というのは，

①同雑誌に掲載されているほかの論文と比較して投稿論文の完成度が査読者に回すのもはばかられるぐらい低い，

あるいは

②投稿論文の内容が雑誌の aim and scope から著しく逸脱している，

という理由が多いと思われる．

　前者はどうしようもないが，後者をコントロールすることで無駄なリジェクトを回避でき，かつ aim and scope がうまく合致していれば preliminary な研究結果であっても採択される可能性を上げられる．したがって，投稿する雑誌がどのような論文を求めているのか，きちんと投稿規定を熟読してから投稿することを強くお勧めする．

■ 査読には回ったがリジェクト

　2つ目は，査読にはまわったが，査読者のコメントと評価がイマイチでリジェクトになるケースである．この際，査読者のコメント付きでお祈りメールが届くので，どのような点はよかったが，どのような点がダメだったのでリ

—— **218** ——

ジェクトになったのかを推測することができる．ぜひこの返ってきたコメントを熟読することをお勧めする．特に，major / minor comments を分けて，数点具体的に問題箇所を指摘してくれている査読者からのコメントは真摯に受け止め，修正できるものは修正して次の雑誌へ投稿して欲しい．リジェクト時のコメントについては，「どうせ次の投稿雑誌になれば査読者も変わるし，直したって意味ないじゃん」といって，手直しすることなく次の雑誌に投稿する状況も見受けられる．しかし，特にインパクトファクター (IF) が上位の雑誌の場合は，同じぐらいの IF レベルの別雑誌に投稿すると次の査読者も同じ人，あるいは同じ研究グループの誰かという可能性があることを常に念頭に置く必要がある．さらには，こういった一流誌の査読者を務めるような猛者の先生方は，良くも悪くも投稿論文を見た瞬間にだいたいこの論文ならこの雑誌のレベルが適切という判断をしている（無意識の場合も，意識的にしている場合もある）．そして，投稿された論文の内容と雑誌を見比べて，現実的な範囲で追加実験や修正ができるようであればその点をコメントして major revision で返信し，修正事項が多岐にわたり revision が現実的ではない場合はその点をコメントはしてもリジェクトの判定で編集者に返されるであろう．いずれにしろ，百戦錬磨の猛者の修正箇所の指摘とコメント（特に major comments）は，どこの雑誌に投稿しようが指摘されうるポイントである．追加実験ができる場合は可能な限り実験を加え，修正できる点は修正を加え，それでもどうしても不可能な追加実験や解析についても過不足なく Limitations に記載することをお勧めする．こうすることで論文がよりいっそう洗練されたものになるのは間違いないので，初回よりもより自信をもって再投稿に臨むことができる．

生成 AI を超えろ !!

- ☑ 編集者も査読者も百戦錬磨．「言っていることは正しい」と考えよう．
- ☑ お祈りメールの内容を見極めて適切に対応しよう．
- ☑ 同じ論文を別の雑誌に投稿する場合，先に投稿した雑誌の査読者からのコメントがあれば，ぜひ検討・加筆して再投稿しよう．

26　リバイスは大チャンス

ちょっと GPT (Great Perfect Teacher) に聞いてみよう！

 先生，もうダメです…

 えっ，何があったの？

 投稿した論文に リバイス (revise) の連絡がありました．私の研究，意味なかったんでしょうか？

 大げさだな．リバイスの指示くらい誰でもあるよ．私だって先週リバイス原稿を送ったよ．

 そうなんですか？　あの論文に改善点があったなんて．Great Perfect Teacher の名が泣いてますよ．

 それ君が言ってるだけだからね．だいたい世の中 perfect というものはないよ．リバイスは当然するものと思ってたし，修正してよかったなと思ってるよ．

 前向きですね．

 前向きっていうか，そういうものなんだよ．超一流の研究者にコメントもらえて論文がよくなるんだし，査読者だって掲載できる水準だと思ってるからリバイスにしてるんだし．

220

なるほど．科学のエコシステムって感じですね．

うまい表現だね．査読者のコメントの真意をきちんと理解して，素直に対応すればきっとアクセプトされるよ．

「査読者のコメントの真意をきちんと理解」が難しいんですよね．

わかってるじゃない．難しいときは指導者や共著者と相談してきちんと意味を理解するといいよ．一見意味がわかりづらいコメントも経験者なら理解できる書き方がされていると思うよ．

■ リバイスは「掲載を検討しますよ」というメッセージ

　投稿した論文が査読にまわり，査読者からの review が編集者のもとに返ってきたら，編集者はその review 内容と評価を見て，
　①総合的に投稿論文を掲載決定（アクセプト）するか
　②論文の修正（リバイス）を要求するか（修正の規模と量に応じて major revision か minor revision に分けられる）
　③コメントに沿って修正を行ったとしても雑誌の掲載基準に満たしそうもないと判断した場合は再投稿指示（resubmission）や掲載拒否（リジェクト）とする．

　一発で投稿論文がアクセプトされることはごくまれなので，通常はアクセプト以外のどれかの判定がなされてメールが返ってくる．この際，編集者が major (or minor) revision で論文を著者に返すときは，往々にして「しっかり査読者のコメントに対応できたら掲載を検討しますよ」というポジティブなメッセージが込められていることが多い．なので，リバイスは大チャンスと捉えて，真摯にかつ毅然と対応する必要がある．

■ 査読者のコメントを正確に理解しよう

　リバイスで大事なのは，編集者や査読者からのコメントを正確に理解し，それを修正論文に反映することである．この正確に理解するというところが簡単なようで難しい．査読者の指示をきちんと理解せずに返答と論文の修正を行ったために，2回目の査読（レスポンスレター）で査読者の反感を買ってしまい，revisionであったにもかかわらず，リジェクトとなってしまう可能性は十分にある（これがリジェクトの第3のパターンである）．ともすれば数ヵ月をかけて査読者のコメントに対応してレスポンスレターを作成したにかかわらずリジェクトとなるのは，肉体的にも精神的にも相当堪える．この理由がコメントに書かれている英語の理解不足という問題だけであれば，生成AIで査読者のコメントを日本語訳して考えるのもよいだろう．しかし，それでも査読者の意図する言外の「ニュアンス」を捉えるためには，指導者の豊富なリバイス経験が生きる部分もある．なので，ひとつひとつのコメントに対して，その内容と返答の正確性について指導者とともに何度も確認するのがよい．どうしても迷った際には，生成AIに返答案を考えてもらうと，コメントそのものの意味を正しく捉えるきっかけとなるだろう．

  生成AIを超えろ!!

- ☑ リバイスは掲載までの一プロセス．リバイスは当然やるものと思おう．
- ☑ 査読者のコメントを正確に理解して，適切な対応をしよう．
- ☑ コメントの英文を理解できなければ生成AIに日本語に訳してもらって考えてもよいが，指導者に必ず相談して，じっくりと返答を検討しよう．

27 トランスファーとは

ちょっと GPT (Great Perfect Teacher) に聞いてみよう！

 先生，この前投稿した論文，別の雑誌の査読プロセスに移行してよいか？　というメールが来たんですけど，そんなことあります？

 あるよ．いわゆる**トランスファー** (transfer) だね．最初の雑誌の編集者が別の雑誌のほうがより適切だと思ったんだろうね．

 受けないとダメですかね？

 ダメということはないけど，その雑誌の水準や専門性を考えて検討したらいいんじゃない．責任著者や共著者の意向も大事だと思うよ．

■ 別の雑誌もいいかもしれない

　編集者からのメールに，しばしば「投稿先の雑誌では採択することは難しいけれど，別の○○，あるいは△△という雑誌であれば採択を考慮します」といった文言が付いている場合がある．これをトランスファーといって，**通常は同じ出版社で同じような aim and scope を持つ別雑誌での査読に論文ごと移行すること**を指す．前の項目で，編集者や査読者は投稿論文を見た瞬間にどの雑誌に掲載するのが適切かといういわば目利きをしているという話をしたが，この目利きの結果がトランスファー先の雑誌ということである．ただし，トランスファーのオファーがあったからといって，**トランスファー先の雑誌で必ず採**

択がされるという保証があるわけではない．多くの場合，はじめに投稿した雑誌よりもより専門分野が限定されている，あるいは読者層が絞られる雑誌を指定されるが，その雑誌への採択の可能性があることに著者が納得するのであれば，トランスファーを受け入れて査読を継続してもらうのがよいだろう．ただ一方，論文の指導者の先生にもこの「目利き」の能力が備わっている．論文が完成した時点で指導者の先生が「載せられるだろう」と考えた雑誌よりもさらに限定的な雑誌を指定されて納得がいかない場合は，トランスファーを受け入れずに，別の雑誌に再投稿することも少なくない．論文が査読付きの雑誌に掲載される道筋に正解はなく，またとてもナイーブな話題（トランスファーを断ることが，相手編集者に好印象であるかは状況による）でもあるので，指導者の先生とよく話し合ってトランスファーの可否を決めていただきたい．

 生成AIを超えろ!!

- ☑ 同じ出版社の別の雑誌のほうが適切と編集者が判断した場合，別の雑誌での査読プロセスを勧められることがある．
- ☑ 査読付き雑誌掲載までに正解となる道筋はない．指導者と相談して，自分の納得感に合わせて検討していくとよい．

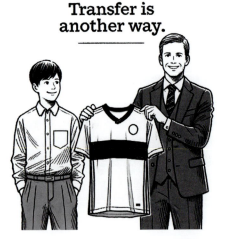

28 レスポンスレターは丁寧に

ちょっとGPT (Great Perfect Teacher) に聞いてみよう！

 先生，リバイスは論文掲載までの一プロセスということなので，早速論文を修正して，返送しときますね．

 切り替えが早いのはいいことだけど，コメントの内容はきちんと理解した？

 ちょっと英語がわかりづらいところがありましたが，自動翻訳もありますし，大丈夫かと思いました．

 ダメダメ．それだと往々にして読み間違えるよ．前も言ったけど，きちんと指導者と相談して，何を聞いていて，どのように修正して欲しいのか，何を回答して欲しいのか査読者や編集者の意図に沿った対応をしないと．それに，修正内容を含めた論文全体を著者間で共有することも大事だと思わない？

 そうですね（とほほ）．ちょっと気になっていたのですが，ただ送り返せばよいというものではないですよね？ カバーレターと同様，修正論文の送付状にも形式があるんですか？

 これでないとダメという形式があるわけではないけど，レスポンスレターを読んだだけで，論文タイトル，投稿論文ごとに当てられるID番号，査読者のコメント，それに対する回答と論文内の変更点がわかるようにしたい．

なるほど．2回目の審査なので査読者が全編を見直さなくてもいいように配慮するという感じですかね．

 あと，文章は丁寧に書いてね．わかればよいというだけの意識だと，無駄に心証を悪くするかもしれないから，生成AIに文字校正だけではなくて，文章表現も「丁寧に」してもらうといいよ．

■ 返答を書く前にコメントをよく吟味

　論文がアクセプトされるまでの過程を考えた場合，論文が完成して投稿するまでは前半戦に過ぎず，投稿先の雑誌で査読後に major revision で返答が送られてきてからが後半戦，本当の勝負である．

　雑誌編集部から査読結果が返ってきた際にまずやるべきは，返ってきたメールを熟読し，理解することである．繰り返しになるが，リバイスとレスポンスレターの作成時に最も大切なのは，編集者と査読者からのコメントを正確に理解し，それを過不足なく修正論文に反映することである．この段階で生成AIに日本語に翻訳してもらって内容を理解するのもよいかもしれないが，ここは返答を書き始める前に指導者と打ち合わせを行い，編集者・査読者の質問内容に対する理解が間違っていないかに加えて，回答内容・修正方法についても著者間で認識を合わせておくのがよい．これは，査読コメントがしばしば内容的，あるいは英語的に微妙なことがあるからであり，不用意に生成AIなどに日本語訳させて理解しようとすると，図らずも査読者の意図を汲み間違え，あさっての返答と修正を行ってしまう可能性があるからである．日本語訳については参考程度とし，なるべく指導者とともに英語のまま査読者の意図とニュアンスを汲み取れるように努めて欲しい．それでも難しい場合は，生成AIに返答案を出してもらうことでコメントの意図を汲み取れるかもしれない．

■ 査読者がレスポンスレターだけで採否がつけられるように

　実際のレスポンスレターの書き方についてのスタイルを例示しながら説明す

— 226 —

る．投稿する雑誌や分野，あるいは師事する指導者や研究グループによって様々なスタイルが使われているが，著者側が書きやすいスタイルではなく，**査読者側から見てわかりやすく，かつ査読しやすいスタイルに統一する**のが最も重要である．そして査読者が査読しやすいレスポンスレターとは，**そのレスポンスレターさえ見れば査読者のコメントに対する返答とその修正点がすべて簡潔・明瞭に記載されており，それ以外（修正後の論文，個別の figure や table，supplemental file など）のファイルを一切見る必要がない状態に仕上げられている**ものである．先述の通り，査読者は極めて忙しい研究の合間にわざわざ時間を作って査読を行っていることが多いため，できるだけ査読者に余計な時間を使わせずに気持ちよく査読してもらうことに留意する（そして，個人的な経験の範囲において，そのようなレスポンスレターを作成できる著者の論文内容は質も高い）．

　図1にある通り，表題には①自分の論文のタイトルと②査読ごとにつけられる固有の査読ナンバーを明記しておき，どの論文のどの段階におけるレスポンスレターなのかを把握できるようにする．次に③編集者，査読者へのお礼を述べたうえで，基本的には④査読コメントをそのまま貼りつけたうえで，⑤それに対する返答（author reply）と，⑥論文の変更点（manuscript changes）を明示する．先述の通り，レスポンスレターさえ見れば変更箇所とその変更結果がひと目でわかるようにするのが大事である．文の修正や追記であれば，論文に

Response to Reviewers for ［Journal Review ID#］

"[Manuscript Title]"

◀ ①, ②レスポンスレターの冒頭で，固有の査読ナンバーと論文のタイトルを明示する

We would like to thank the editor and the reviewers for their helpful and constructive comments. Their suggestions are greatly appreciated, and we have carefully revised the manuscript. Our responses are listed below, point-by-point.

◀ ③編集者と査読者にお礼を述べる

Response to Reviewer #1
-Major comments-
1. Comparison of change rate
It is interesting to see if the intervention group had a ...

◀ 査読者ごとに，そして原則査読者が書いた査読内容の順番で返答を行う

Author reply: Thank you for your productive advice. We have assessed changes in ... (reply and comments for the reviewer #1).
We added several sentences in the manuscript.

Manuscript changes (bold) (First paragraph of Outcomes in Methods)：
　"The primary outcome was ... 3) changes in ... at week 24 and 48."

◀ ④査読コメント
⑤著者の返答（Author reply）
⑥論文変更点（Manuscript changes）を3点セットで揃え，基本査読者がレスポンスレター以外の文書を見なくても再査読が完結できるように記載を充実させる

... (以下，コメントの数だけ続ける)

図1　レスポンスレターの構成例

227

おける変更箇所を明示し（通し行番号で何番目の行か，あるいは何ページ目の何行目か，あるいはどのセクションの何段落目かなど，Page – Line – と表記），前後の文章を含めて manuscript changes に記載し，変更箇所を太字あるいは色を変えて（ハイライト）わかりやすく示す．これを，編集者・査読者のコメントの数だけ繰り返す．

■ 査読者には丁寧な表現を

　多くの場合，編集者や査読者からのコメントは著者にとっての御神託のようなものであり，適切に修正したうえで論文に反映させる必要がある．しかし，どう考えても査読者が論文の読み間違いをしていて，著者にとってみれば明らかに不適切なコメントであり，修正のしようがない場合がある．この場合，査読者に対して「あなたの指摘が間違っているので修正は必要ありません」と簡潔に返答したい気持ちをぐっとこらえて，「そういう意見もありますが，今回は○○の事情でこのような解析と結果となっております」といった形で婉曲に返答を作成する必要がある．英語には敬語はないなどといわれているが，少なくともビジネスや公式なやりとりの間における「丁寧な」言い回しは数多く存在する．

　丁寧な言い回しの活用やそれを意識的に使い分けるのは，初学者にとっては難しい場合がある．これまでは指導者がこうした表現をうまく調整していたものだが，表現の変更は生成 AI が得意とする部分でもある．まずは自分なりに精一杯英文で返答を作成したのち，「丁寧な表現に言い換えてください」とプロンプトに入力してよい表現を出力してもらうとよい．

■ いざとなったら反論することもできる

　査読者には率直な表現はしないようにという説明をしたが，明らかに不適切かつ攻撃的な査読結果が返ってくることも経験する．このような場合は，編集者に対して，レスポンスレターとは別途メールなどできちんと訴えることもできる（本当の意味での rebuttal letter である）．この際も，査読コメントのこれこれの点が不適切であること，自分たちの論文の主張や記載に不備がないことを明瞭かつ簡潔そして丁寧な英語で毅然と説明をする必要がある．ここでもま

—— 228 ——

た，生成 AI により英語表現として丁寧な形で修正・出力してもらうことで，不必要に失礼にあたらない形で反論をすることは可能である．

このような rebuttal（反論）は論文投稿のプロセスの中では相当勇気がいる行為の部類に入り，また反論したとしても受け入れられることは少ないが（何かしら考慮がなされる場合がある），<u>著者側に与えられている正当な権利</u>でもあるので，ここぞというときの手段のひとつとして心にとどめておくとよい．

 ## 生成 AI を超えろ !!

- ☑ 査読者のコメントの真意を指導者と吟味しよう．
- ☑ レスポンスレターだけで経緯と修正内容がわかるようにしよう．
- ☑ 査読者への回答はどのような状況でも丁寧に！

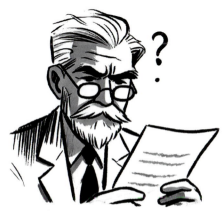

"Clarity is essential."

29 アクセプト後のお話（オープン化など）

ちょっと GPT (Great Perfect Teacher) に聞いてみよう！

 先生，たった今，論文が**アクセプト** (accept) されました！

 すごい！　やったじゃない！

 先生のおかげです！

 いやいや私なんてあれですが，君のがんばりの結果だよ．共著者の先生方や手伝ってくれた方々に早速お礼を言ってきなよ．みんなで喜ぶのは重要なことなんだよ！

 はい！　行ってきます！

 （さすがにテンション上がってるなあ．よかった．よかった．）

■ アクセプトされたらみんなで喜ぼう

　メールボックスに大量に溜まった未読メールの中でも燦々と輝く "Your manuscript has been accepted for publication." というアクセプトの連絡．それまでの研究の実施から論文作成，論文投稿，レスポンスレターの作成と論文リバイスを経た苦労を噛み締めながら，研究者として何度見直してもうれしい一文である．アクセプトの連絡を受けたら，その共著者全員にお礼の言葉とと

もに転送して（最初から全員に CC されている場合もあるが），喜びを分かち合
おう．

■ 掲載費，オープンアクセス，著作権，APCs：論文は誰のものなのか

　アクセプトののち，しばらくして雑誌の編集部で論文は雑誌の誌面に整理さ
れ，場合によって別途英文校正もされたうえで，proof（校正刷り）の形で責任
著者に送られる．これを最後に確認・承諾して，最終的に雑誌に掲載がなされ
る．

　最近，article processing charges（APCs）という論文掲載のプロセスにかか
る費用が請求されることがある．従来，出版社が論文の著作権を有しつつ読者
側（あるいは所属研究機関側）が論文ごとに購読費用を支払っていたが，この
購読費用が急激に上昇して支払えないレベルになってきた．その一方で，世界
的に公的助成金を受けた研究論文をオープンアクセスにする動きが活発化して
いる．こうした中で「出版の費用を誰が支払うか？」という課題を解消する側
面もあるこの APCs が注目されるようになった．論文の著者が著作権を有しつ
つ著者（あるいは所属機関）が出版社に費用を支払うことで，読者である世界
の研究者は出版論文を自由に閲覧できる（オープンアクセス，OA）という選択
肢であり，この APCs によるオープンアクセスは重要な位置を占めるように
なってきている．なお，雑誌によってはオープンアクセスとは関係なく，通常
の論文掲載処理にかかる費用として APCs が請求されることもある．

　オープンアクセスの代表的なものとして，①オープンアクセス論文のみを取
り扱う雑誌に APCs を支払って出版（ゴールド OA），②従来のような購読料支
払型の非オープンアクセス雑誌において，雑誌側の基準が満たされるとオープ
ンアクセスとして出版（例：雑誌掲載 1 年後に論文がオープンアクセス化），あ
るいは購読料支払型雑誌におけるオプションとして APCs を支払うことで論文
をオープンアクセスとして出版（例：購読料支払型の英文学会誌で，APCs を支
払うことで即座に論文をオープンアクセス化）するパターン（ハイブリッド
OA），③著者が自分の論文をオープンアクセスリポジトリに掲載（例：PubMed
Central において雑誌社の規定内でアクセプト済論文の掲載）（グリーン OA）が
あげられる．

5章　論文執筆に生成 AI を使いつくす

■ ハゲタカジャーナルに気をつけろ

　確かに読者にとっては，オープンアクセスは非常にありがたいが，著者側にとっては APCs の負担が重くのしかかる場合がある．人類の叡智の拡大に貢献しうる出版された研究結果は人類共通の財産であり研究者に限らず制限なく閲覧できるべきだ，というオープンアクセスの理念はもちろんすばらしい．しかし，昨今はこの喉から手が出るほど，そしてある程度お金を支払ったとしても論文を掲載してもらいたい研究者と，形だけの査読プロセスを経ての論文掲載を盾に不当に高額な APCs を要求する雑誌側の需要と供給が一致してしまい，論文出版そのものが悪質なビジネスと化してしまっている現状が危惧されている．ここで問題なのは，査読済み論文を掲載と評しているにもかかわらず査読のプロセスと評価が極めて不透明かつ脆弱な雑誌がある点である．このような疑いのある雑誌は通称「ハゲタカジャーナル」とも呼ばれ（Biochemia Medica 2017; 27: 273-278)，日本の各研究機関でも投稿に際して注意喚起がなされている．このような投稿先の雑誌や出版社についてチェックリストを用いて事前に評価を行うサイトも公開されており（Think. Check. Submit.日本語版，https://thinkchecksubmit.org/japanese/)，論文投稿時にはハゲタカジャーナルがあることを十分理解したうえで投稿先を決めることをお勧めする．

■ オープンアクセスにしたほうが論文は引用されるのか

　さて，オープンアクセスにするかどうかについては，正直著者の考え方と使用できる研究費に大きく依存するが，オープンアクセスにしたほうが論文の引用数が増えるとされている（Springer Nature. URL: https://resource-cms.springerna-ture. com/springer-cms/rest/v1/content/15839014/data/v8)．しかしながら APCs は年々高騰しており（佐藤翔．情報の科学と技術 2018; 68: 359-360)（佐藤翔．情報の科学と技術 2020; 70 (1))，下手をすると APCs のみで数十万～百万円近くの研究費を支払うこととなってしまう．最近は非営利機関などが雑誌出版にかかる費用をすべて負担して，著者・読者双方の負担がないタイプのオープンアクセス（ダイアモンド OA）もわずかながら出てきており，オープンアクセスの流れは今後も様々な形で加速していくものと思われる．

—— **232** ——

生成AIを超えろ!!

- ☑ 論文がアクセプトされたら共著者にきちんとお礼を伝えよう！
- ☑ 論文はオープンアクセス化される流れにある．
- ☑ APCsを支払うことによってオープン化している出版社もある．
- ☑ オープンアクセスのほうが引用数は増える．

5章 論文執筆に生成AIを使いつくす

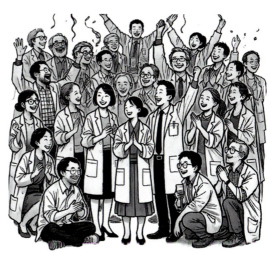

Celebration unites

30 論文のその先へ

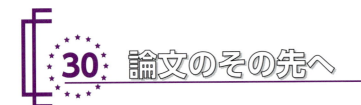

（論文受理のお祝い会のあと…）

 本当にご指導ありがとうございます！　でも，次は何を目指せばいいのでしょうか？

 論文が出たことで，いろいろな道が開けるよ．たとえば，学術ポストの獲得もそのひとつだ．

 学術ポストですか？

 そうだ．研究成果が評価されれば，大学や研究機関でのポストに就くチャンスが増える．さらに，研究費の獲得もしやすくなるんだ．

 研究費があれば，より大きなプロジェクトにも挑戦できますね．

 その通り．博士号の学位取得も視野に入ってくるし，論文が増えれば知名度も向上する．社会的な認知も得られて，研究の幅が広がるはずだ．研究成果が社会実装されれば，多くの人が先生の研究で助かる時代がくるかもしれない．

 なんだかワクワクしてきました！

だから，これはあくまで通過点なんだ．研究の旅はまだまだ続く．君のような研究者の可能性は生成AIも真っ青の「無限大」だからね．

 はい，これからも新しいことに挑戦していきたいです．

 いっしょに次のステップに進んでいこう．この旅はまだ始まったばかりだよ．

■ 私たちの戦いはこれからだ！

　漫画の打ち切りみたいなサブタイトルにしてしまったが，実際，研究活動には終わりがない．医学領域の研究にもし終わりが来るのなら，それは不老不死の実現かもしれないが，そのような成果はわれわれが生きている間には得られないだろう．

　研究は終わりなき旅ではあるが，まさに一生をかけるに値する領域といえる．論文として世に送り出された新たな発見は，次々と新しい研究の種となり，世界中へと広がっていく．論文を書くという作業は，世界中の研究者と対等に繋がることのできる，貴重な機会だろう．上に示すような様々なメリットも生まれてくる．

　生成AIの活用によって論文作成のハードルが下がり，より多くの人が研究の楽しさを実感できるようになることを願っている．

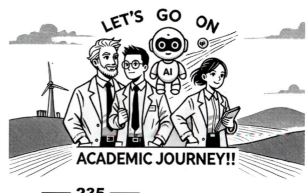

あとがき

　これまで学術領域での仕事は，自ら試行錯誤を重ねて学ぶ必要があり，多忙な医療現場においては学術の基本を学ぶ指導を受ける時間も十分に確保できない状況であった．さらに，抄録作成・発表準備・論文作成には膨大な時間を要する，という負担の大きなタスクというイメージが存在していた．しかし生成AIが登場した現代において，これらを効率的に学び，実行することが可能となっている．

　本書は，学術領域の初学者から，ある程度自身で研究を開始したものの迷いを抱える方々まで，幅広い読者の役に立つよう簡潔かつ明瞭な構成を心がけた．実践の手引きとしての性格を重視し，ほとんどの部分を個人の経験に基づいて作成している点については，ご理解いただきたい．

　私は以前から「いつ学術の仕事をしているのか」という質問を度々受けてきた．どうやらタスクを迅速に処理する能力が，比較的高いようである．しかし，このような能力は生成AIを使いこなす時代において，誰もが獲得できるものとなるだろう．

　本書で提示する方法論は，学術研究における効率性を飛躍的に向上させるだけでなく，研究者としての創造性をより一層引き出すことを可能とするものと期待している．日々の臨床業務に追われる医療従事者が，限られた時間の中で質の高い研究活動を展開できる，その実現に向けた具体的な道筋となるだろう．生成AIという「知的パートナー」を得た今こそ，だれもが学術領域の地平線を拓く時代となるのではないか．

　本書の執筆にあたり，時として筆者の表現が直截的に過ぎる懸念があったが，共著者の野村章洋先生に参画していただいたおかげで，均衡の取れた内容に仕上がったと自負している．また，これまで筆者とともに学術領域で研鑽を重ねてきたすべての方々とのつながりが本書を生み出す源となったことは疑いなく，すべての先生方に深い謝意を表したい．また，本書の完成に多大なるご支援をいただいた，南江堂の仲井丈人氏に心より感謝申し上げる．

　最後に，本書の執筆を含め，このような研究活動を継続できているのは，筆者を支えてくれる家族の存在によるものである．日頃から感謝の念を伝えているつもりではあるが，ここで改めて深い謝意と今後もともに歩めることへの期待を表明し，結びの言葉としたい．

楠瀬　賢也

生成 AI を超えろ！ これからの医療者のための AI 学術活用術

2025 年 1 月 20 日 発行	著 者 楠瀬賢也, 野村章洋
	発行者 小立健太
	発行所 株式会社 南 江 堂
	〒113-8410 東京都文京区本郷三丁目 42 番 6 号
	☎ (出版) 03-3811-7198 （営業) 03-3811-7239
	ホームページ https://www.nankodo.co.jp/
	印刷・製本 シナノ書籍印刷

How Generative AI Supports Abstracts, Presentations, and Academic Papers
© Nankodo Co., Ltd., 2025

定価は表紙に表示してあります.
落丁・乱丁の場合はお取り替えいたします.
ご意見・お問い合わせはホームページまでお寄せください.

Printed and Bound in Japan
ISBN978-4-524-21523-2

本書の無断複製を禁じます.

JCOPY 〈出版者著作権管理機構 委託出版物〉

本書の無断複製は, 著作権法上での例外を除き禁じられています. 複製される場合は, そのつど事前に,
出版者著作権管理機構 (TEL 03-5244-5088, FAX 03-5244-5089, e-mail: info@jcopy.or.jp) の許諾
を得てください.

本書の複製 (複写, スキャン, デジタルデータ化等) を無許諾で行う行為は, 著作権法上での限られた
例外 (「私的使用のための複製」等) を除き禁じられています. 大学, 病院, 企業等の内部において, 業
務上使用する目的で上記の行為を行うことは私的使用には該当せず違法です. また私的使用であって
も, 代行業者等の第三者に依頼して上記の行為を行うことは違法です.

生成 AI を超えろ！　これからの医療者のための AI 学術活用術

2025 年 1 月 20 日　発行	著　者　楠瀬賢也, 野村章洋
	発行者　小立健太
	発行所　株式会社 南 江 堂
	☎113-8410 東京都文京区本郷三丁目 42 番 6 号
	☎（出版）03-3811-7198　（営業）03-3811-7239
	ホームページ https://www.nankodo.co.jp/
	印刷・製本 シナノ書籍印刷

How Generative AI Supports Abstracts, Presentations, and Academic Papers
© Nankodo Co., Ltd., 2025

定価は表紙に表示してあります.
落丁・乱丁の場合はお取り替えいたします.
ご意見・お問い合わせはホームページまでお寄せください.

Printed and Bound in Japan
ISBN978-4-524-21523-2

本書の無断複製を禁じます.

JCOPY 〈出版者著作権管理機構　委託出版物〉

本書の無断複製は，著作権法上での例外を除き禁じられています．複製される場合は，そのつど事前に，
出版者著作権管理機構（TEL 03-5244-5088, FAX 03-5244-5089, e-mail: info@jcopy.or.jp）の許諾
を得てください.

本書の複製（複写，スキャン，デジタルデータ化等）を無許諾で行う行為は，著作権法上での限られた
例外（「私的使用のための複製」等）を除き禁じられています．大学，病院，企業等の内部において，業
務上使用する目的で上記の行為を行うことは私的使用には該当せず違法です．また私的使用であって
も，代行業者等の第三者に依頼して上記の行為を行うことは違法です.